関連図からみた口腔ケア

病院から在宅まで

一般社団法人
日本口腔ケア学会 編

永末書店

編著者一覧

● 編集委員

小西美智子	広島大学　名誉教授
鈴木俊夫	医療法人　鈴木歯科医院　理事長
田中昭子	岐阜県立看護大学　看護学部　准教授
東野督子	日本赤十字豊田看護大学　看護学部　教授
水谷聖子	日本福祉大学　看護学部　教授

● 執筆

浅井佳士	岐阜保健短期大学　看護学科　助教
石川かおり	岐阜県立看護大学　看護学部　教授
石黒千映子	日本赤十字豊田看護大学　看護学部　准教授
泉　繭依	九州歯科大学　歯学部　口腔保健学科 地域・多職種連携教育ユニット　助教
板倉喜子	白山リハビリテーション病院　副院長・看護部長
大野晶子	日本福祉大学　看護学部　准教授
大原まゆみ	JR東海名古屋セントラル病院　看護部長
小塩泰代	中部大学　生命健康科学部　保健看護学科　准教授
窪内敏子	岐阜県立看護大学　看護学部　講師
小林洋子	日本赤十字豊田看護大学　看護学部　教授
齋藤拓実	愛知医科大学大学院　医学研究科　口腔外科学
鈴木　聡	愛知学院大学　歯学部　口腔先天異常学研究室　非常勤講師
種子島ゆかり	愛知県厚生農業協同組合連合会　加茂看護専門学校　実習主任
中村裕美	日本赤十字豊田看護大学　看護学部　准教授
夏目長門	愛知学院大学　歯学部　口腔先天異常学研究室　教授
藤井三津江	医療法人香徳会　関中央病院　主任看護師
古澤幸江	羽島市民病院　副看護部長
皆川敦子	藤田保健衛生大学　医療科学部　看護学科　准教授
三吉友美子	藤田保健衛生大学　医療科学部　看護学科　教授・学科長
森本深雪	訪問看護ステーション　うららか　所長・訪問看護認定看護師
山口節子	愛知医科大学　看護学部　非常勤講師
山幡朗子	愛知医科大学　看護学部　講師
鷲尾　和	トヨタ記念病院　主任・救急看護認定看護師

※鈴木俊夫先生、齋藤拓実先生には、執筆箇所以外にも数多くの写真を提供していただきました。この場を借りて感謝申し上げます。

はじめに

　ここ数年、口腔ケアが口臭や誤嚥性肺炎の予防で、また経口摂取を支援するために、各地で取り組まれています。

　1993年に、日本口腔ケア研究会が設立され、まもなく25年になります。

　看護教育のカリキュラムから大幅に歯科教育が削減されて、30年近く。

　なんとか、口腔内の環境を改善して、少しでも食べ物を美味しく食べることができるよう、また、食べることができるようにしたいと思い、愛知県歯科医師会の協力を得て、さまざまな取り組みを開始しました。

　1991年には、本書の編集幹事でもある小西美智子先生はじめ、多くの方々に協力していただき、はじめて『口腔ケア』（朝日出版社）という専門書を10,000冊出版し、全国各地の大学病院などへ配布しました。

　そこから、これまでとは異なるコンセプトで「口腔ケア」としてスタートしたと思っています。

　現在、一般社団法人 日本口腔ケア学会と社会に情報発信するための日本口腔ケア協会譲渡制限株式会社が活動をしています。

　しかし、医学・歯学・看護学などでは、まだまだその緒に就いたばかりです。

　そこで、本書では類書が多い中、視点を変えて、なぜ口腔ケアが必要なのか図表で表し、わかりやすくその必要性と口腔ケア方法を理解できるように、配慮しました。

　ぜひ、日々のケア活動の中で、ご利用していただけましたら、幸いに存じます。

　最後に、何度も校正をし直し、お手数をおかけしました、永末書店の平松秀樹氏、河原生典氏に深謝いたします。

一般社団法人 日本口腔ケア学会　理事長　鈴木俊夫

CONTENTS

口腔ケアとは ... viii

今、現場で必要な「口腔ケア」ワンポイント ... ix

慢性閉塞性肺疾患（COPD）／関節リウマチ／抗がん剤／腹膜透析（CAPD）／透析患者／酸素吸入中の患者／意識障害の患者／保湿剤使用時の注意／経管栄養の患者／開口しない患者／口腔がんの初期症状／災害時の口腔ケア／歯磨きのポイント／義歯接着剤／乾燥した口腔内と義歯接着剤／バイタルサインの確認／口腔ケアの器具／摂食と喫食／喫食障害／妊婦の口腔ケア／感染性心内膜炎／口腔ケアと院内感染／口蓋、舌の粘膜に付着した物の除去／エリザベス・キューブラー・ロス／脳幹出血／口腔ケア関連不快事項

臨床編
第1章　疾患別口腔ケア

❶ 呼吸器疾患：肺炎患者への口腔ケア ... 2
【関連図】肺炎の炎症反応発生機序
1）肺炎の特徴　2）肺炎の発症および悪化を予防するための看護ケアとそのポイント
3）口腔ケアのポイントと実際

❷ 代謝・栄養疾患：糖尿病患者への口腔ケア ... 8
【関連図】糖尿病と口腔疾患、口腔ケアの関連図
1）糖尿病とは　2）糖尿病における看護のポイント
3）糖尿病における口腔ケアの必要性

❸ 自己免疫疾患・アレルギー疾患・免疫不全：リウマチ患者、ベーチェット病患者への口腔ケア ... 16
【関連図】リウマチ症状による口腔ケアの影響／ベーチェット病による口腔ケアの影響

1. リウマチ患者 ... 18
1）関節リウマチの特徴　2）口腔ケアのポイントと実際

2. ベーチェット病患者 ... 22
1）ベーチェット病の特徴　2）看護全体のポイント　3）口腔ケアのポイントと実際

❹ 神経・運動器系疾患：筋萎縮性側索硬化症患者、脳血管障害患者への口腔ケア ... 24
【関連図】筋萎縮性側索硬化症の口腔ケアにフォーカスした関連図／
　　　　　脳梗塞の口腔ケアにフォーカスした関連図

1. 筋萎縮性側索硬化症患者 ... 27
1）神経・運動器系疾患の特徴　2）筋萎縮性側索硬化症の特徴
3）口腔ケアのポイントと実際

2. 脳血管障害患者 ... 30
1）脳血管障害患者の特徴　2）脳梗塞と口腔症状　3）口腔ケアのポイントと実際

❺ 悪性腫瘍の治療を受ける患者への口腔ケア ... 33
【関連図】外科的治療に伴う口腔内への副作用／放射線療法・化学療法に伴う生体への副作用

　　　　1）悪性腫瘍の概要　2）悪性腫瘍の治療と生体への影響
　　　　3）悪性腫瘍の治療における有害反応と必要なケア

⑥ 精神疾患をもつ患者への口腔ケア　38

【関連図】精神疾患と口腔ケア

　　　　1）精神疾患の概要　2）精神疾患と口腔症状の関連　3）口腔ケアのポイントと実際

⑦ 認知症患者への口腔ケア　42

【関連図】アルツハイマー病と口腔ケアの必要性

　　　　1）認知症の特徴　2）口腔ケアのポイントと実際

⑧ 腎疾患患者、心疾患患者、終末期にある患者への口腔ケア　46

【関連図】腎不全および透析をしている患者の口腔ケアの必要性

　　1. 腎疾患患者　47

　　　　1）腎疾患の特徴　2）口腔ケアのポイントと実際

　　2. 心疾患患者　49

　　　　1）心疾患の特徴　2）口腔ケアのポイントと実際

　　3. 終末期にある患者　50

　　　　1）終末期の特徴　2）口腔ケアのポイントと実際

⑨ 肝臓・胆道・膵臓疾患をもつ患者への口腔ケア　52

【関連図】肝臓疾患の関連図と口腔ケア

　　　　1）肝臓・胆道・膵臓疾患の特徴　2）看護のポイント　3）口腔ケアの実際

⑩ 重症心身障がい児（者）への口腔ケア　57

【関連図】筋緊張に伴う口腔内への影響／不正歯列・不正咬合に伴う口腔内への影響／
　　　　　嚥下障害に伴う口腔への影響

　　　　1）重症心身障がいとは　2）看護のポイント　3）口腔ケアのポイントと実際
　　　　4）在宅療養での口腔ケア

臨床編

第2章　症状別口腔ケア

① 気管内挿管中・気管切開下患者、意識障害のある患者・術後患者、口呼吸患者・口渇・　66
　　口腔乾燥のある患者・有熱患者への口腔ケア

　　1. 気管内挿管中・気管切開下患者　66

　　　　1）気管内挿管中・気管切開下患者の特徴　2）口腔ケアのポイントと実際

　　2. 意識障害のある患者・術後患者　68

　　　　1）意識障害のある患者・術後患者の特徴　2）口腔ケアのポイントと実際

　　3. 口呼吸患者・口渇・口腔乾燥のある患者・有熱患者　69

　　　　1）口呼吸患者・口渇・口腔乾燥のある患者・有熱患者の口腔ケアの特徴
　　　　2）口腔ケアのポイントと実際

❷ 経管栄養中・絶食中の患者への口腔ケア　　　　　　　　　　　　　　71

1）経管栄養法　2）絶食中患者の特徴　3）経管栄養患者の問題点
4）口腔ケアのポイントと実際

❸ 出血傾向のある患者への口腔ケア　　　　　　　　　　　　　　　　　76

1）出血傾向を理解するための知識　2）血液の概要　3）出血傾向を伴う疾患
4）口腔ケアの重要性　5）出血傾向がある口腔ケアのポイント

❹ 嘔気・嘔吐反射の強い患者、咽頭反射の障害のある患者、嚥下障害のある患者、咳嗽・喀痰のある患者への口腔ケア　　　　　　　　　　　　　80

1. 嘔気・嘔吐反射の強い患者　　　　　　　　　　　　　　　　　　80

1）嘔気・嘔吐反射の症状・症候の特徴と原因など　2）看護全体のポイント
3）口腔ケアの実際

2. 咽頭反射の障害のある患者　　　　　　　　　　　　　　　　　　81

1）咽頭反射の障害の症状・症候の特徴と原因など　2）看護全体のポイント
3）口腔ケアの実際

3. 嚥下障害のある患者　　　　　　　　　　　　　　　　　　　　　83

1）嚥下障害の症状・症候の特徴と原因など　2）看護全体のポイント
3）口腔ケアの実際

4. 咳嗽・喀痰のある患者　　　　　　　　　　　　　　　　　　　　83

1）咳嗽・喀痰の症状・症候の特徴と原因など　2）看護全体のポイント
3）口腔ケアの実際

❺ 運動障害・体動制限のある患者、開口障害のある患者への口腔ケア　　　85

1. 運動障害・体動制限のある患者　　　　　　　　　　　　　　　　85

1）運動障害・体動制限のある患者の特徴　2）口腔ケアのポイントと実際

2. 開口障害のある患者　　　　　　　　　　　　　　　　　　　　　88

1）開口障害のある患者の特徴　2）口腔ケアのポイントと実際

❻ 口唇・口蓋裂患者、外傷の患者、舌がん患者への口腔ケア　　　　　　90

1. 口唇・口蓋裂患者　　　　　　　　　　　　　　　　　　　　　　90

1）口唇・口蓋裂とは　2）口唇・口蓋裂の治療の流れ
3）口唇・口蓋裂患者の口腔の特徴　4）年齢別にみた口腔ケアのポイント

2. 外傷の患者　　　　　　　　　　　　　　　　　　　　　　　　　92

1）最初の口腔ケア前の診察のポイント　2）顔面外傷の特徴

3. 舌がん患者　　　　　　　　　　　　　　　　　　　　　　　　　93

1）舌がん周術期の口腔ケア介入の実際　2）舌がん放射線治療時の口腔ケア
3）放射線性骨髄炎の予防処置　4）舌がん化学療法の口腔ケア
5）舌がん化学療法による口腔粘膜の予防処置　6）がん終末期患者の口腔ケア

口腔ケア関連用語　　　　　　　　　　　　　　　　　　　　　　　　　　98

歯科領域で使用される用語一覧

臨床編
第3章　場面別口腔ケア

❶ 在宅における口腔ケア ……… 100
　1）在宅要介護者などの口腔ケアの必要性　2）在宅要介護者などの口腔ケアの現状
　3）在宅における口腔ケアの実際　4）介護予防としての口腔ケア

❷ 災害時の口腔ケア ……… 104
　1）被災と口腔ケア　2）看護のポイント　3）口腔ケアの実際

ケーススタディ　寝たきり者の誤嚥性肺炎を予防するための口腔ケアカンファレンスと看護ケア ……… 108
　1）事例紹介　2）口腔ケアカンファレンスの内容と事例経過

基礎編
第4章　口腔ケアの基礎知識

❶ 今なぜ、口腔ケアが重要視されるのか ……… 114
　1）生涯にわたり経口摂取するための口腔ケア力の育成
　2）口腔機能の維持向上と健康長寿の延伸

❷ 口腔の働きと仕組み ……… 117
　1）口腔と消化・呼吸

❸ 口腔ケアの基本 ……… 121
　1）口腔ケアの必要性　2）口腔ケアの目的　3）口腔ケアの基本技術

❹ 義歯 ……… 125
　1）義歯の使用目的　2）義歯の特徴　3）義歯の清掃目的　4）義歯装着者への看護
　5）ケアのポイント

❺ 口腔の見方、アセスメント、デンタルネグレクト ……… 128
　1）口腔の見方　2）情報を基にアセスメント　3）デンタルネグレクト

❻ 口腔ケアの器械・器具と使用方法 ……… 133
　1）口腔ケアの取り組み　2）口腔ケアへの声掛け・バイタルサインの測定・体位の確保
　3）口腔内観察　4）口腔ケアの器具

❼ 口腔機能と栄養 ……… 138
　1）口腔機能と調理形態　2）食生活と調理形態

参考資料 ……… 143
引用文献・参考文献 ……… 145

口腔ケアとは

　「口腔ケア」は、口腔を清潔にし、誤嚥性肺炎などの感染症を予防することが第一義的なことである。また、口腔は顔の一部、そしてその表情や動きや声で感情を表現したり、食べ物を味わったり、酸素や栄養（呼吸器・消化器の入り口）を取り込んだり、生命の維持や社会生活の基本的な役割を担っている。

　「口腔ケア」とは、この口腔をさまざまな手法でケアしていくことである。

◎定義としては、次のようなことである

　「口腔の疾病予防、健康保持・増進、リハビリテーションによりクオリティ・オブ・ライフ（QOL）の向上をめざした科学であり、技術である」（1994、山中ら）

◎広義では…

　学校教育、保健所における健康教育、健康相談、健康診査、保健指導、予防処置などから、病院・施設などでのさまざまな取り組みなど、多岐におよぶ幅広い内容を含んでいる。

◎狭義では…

　口腔の清掃、歯磨き、口臭の予防、義歯の手入れ、口唇はじめ顔面筋のマッサージ、摂食嚥下障害のリハビリテーションなどがある。

◎口腔の細菌と感染

　口腔内は、温度、湿度、栄養などあらゆる点で、細菌が繁殖しやすい条件がそろっている環境にある。また、体の中と外をつなぐ入り口であるため、体内へ異物が侵入しやすい場所である。そのため、口腔のセルフケアの習慣化は、う蝕や歯周病の予防や進行の防止に、不可欠な要素となっている。言い換えると、口腔の清潔を保つこと（保清）は、細菌を減少させるとともに、口臭が減り、味覚を改善し、唾液の分泌を促進し、ひいては、心疾患の予防、誤嚥性肺炎など、他の全身疾患の予防につながる。

（鈴木俊夫・鈴木　聡）

今、現場で必要な「口腔ケア」ワンポイント

慢性閉塞性肺疾患（COPD）

口呼吸で口腔乾燥が進行し、口腔内がカサカサの状態に陥るので、保湿剤を絶えず塗布すること。乾燥が進行すると、食塊形成ができず、嚥下障害が起きてくる。
⇨関連テーマ　第1章1「呼吸器疾患：肺炎患者への口腔ケア」

関節リウマチ

次第に開口が困難になり、口腔ケア・歯科治療ができなくなるので、早めに治療を完了しておかなくてはならない。義歯を装用している患者は、開口できなくなると、取り外しができなくなる。かかりつけ歯科医を決めて、口腔の管理をしてもらうことが必須である。また、頚部に進行して変形を起こしてくると、櫛で髪の毛をすくとき毛玉があると、ひっかけて頚部骨折を起こしてくるので、何をするときも必ず、カラーを装用しておかなくてはならない。
⇨関連テーマ　第1章3「リウマチ患者、ベーチェット病患者への口腔ケア」

抗がん剤

抗がん剤治療による口腔有害事象の中では、口腔粘膜炎の発生頻度が高く、患者に大きな苦痛を与える。口腔粘膜炎の発症そのものを抑えることはできないが、口腔粘膜炎に関連する口腔感染症を予防することに、口腔ケアが寄与できる。
⇨関連テーマ　第1章5「悪性腫瘍の治療を受ける患者への口腔ケア」

腹膜透析（CAPD）

自宅で行う透析療法だが、口腔乾燥が徐々に進行してくるので、口腔内の保湿をしなくてはならない。口腔内の保清は、歯周疾患の予防や誤嚥性肺炎肺炎の予防、また、歯周疾患の起炎菌が腎疾患に悪影響を及ぼすと言われているので、注意しなくてはならない。
⇨関連テーマ　第1章8「腎疾患患者、心疾患患者、終末期にある患者への口腔ケア」

透析患者

透析療法で水分・ナトリウムを除去することにより、体内水分量が減少して唾液分泌量が低下し、口腔乾燥が起きやすい。また、手根管症候群などの合併症や透析後の体調不良により口腔のセルフケアが十分できなかったり、週に3回の血液透析による拘束のため、歯科受診が遅れたりする場合がある。口腔内の保湿を維持できるよう指導や援助が必要になる。
⇨関連テーマ　第1章8「腎疾患患者、心疾患患者、終末期にある患者への口腔ケア」

酸素吸入中の患者

酸素吸入中の口腔内は乾燥しやすい。口腔粘膜を湿潤させるために、適度にうがいをする必要がある。口腔ケア実施中も、口腔あるいは鼻腔の近くで酸素を流し、口腔のケア実施時の酸素濃度を上げて低酸素血症を予防する。
⇨関連テーマ　第2章1「気管内挿管中・気管切開下患者、意識障害のある患者・術後患者、口呼吸患者・口渇・口腔乾燥のある患者・有熱患者への口腔ケア」

今、現場で必要な「口腔ケア」ワンポイント

意識障害の患者

開口状態のため、口腔内が著しく乾燥する。また、経口摂取ができないために唾液分泌が減少し、口腔内が不潔になりやすい。セルフケアが困難なため、定期的に口腔ケアと口腔内の保湿をしなくてはならない。
⇨関連テーマ　第2章1「気管内挿管中・気管切開下患者、意識障害のある患者・術後患者、口呼吸患者・口渇・口腔乾燥のある患者・有熱患者への口腔ケア」

保湿剤使用時の注意

乾燥している口腔内に使用する場合、前の保湿剤の残留を確認し、除去してから、新しく保湿剤を塗布する。上塗りをしない。
⇨関連テーマ　第2章1「気管内挿管中・気管切開下患者、意識障害のある患者・術後患者、口呼吸患者・口渇・口腔乾燥のある患者・有熱患者への口腔ケア」

経管栄養の患者

経口摂取を行わないことで、唾液腺への刺激が低下することにより、唾液分泌量が減少することや、栄養チューブが鼻腔を閉塞することにより口呼吸となる場合が多く、口腔内は乾燥した状態となる。そのため、口腔の自浄作用は低下し、口腔内の環境は悪化する。口腔ケアによる刺激を与え、唾液の分泌を促進させることや、保湿剤による口唇・口腔粘膜の保湿が重要となる。
⇨関連テーマ　第2章2「経管栄養中・絶食中の患者への口腔ケア」

開口しない患者

開口しない原因として、器質的な問題や、認知などで開口しない患者がいる。当初は、無理して開口しないように努めるが、事例によっては、万能開口器などを使用することもある。
⇨関連テーマ　第2章5「運動障害・体動制限のある患者、開口障害のある患者への口腔ケア」

口腔がんの初期症状

われわれの調査では、要介護者の500〜600名に1名が口腔がんであった。前がん病変も含めると、この確立は10倍近くになると推定される。毎日、口腔内をチェックして何か異常があれば、すぐに専門家へ紹介することが大切である。スクリーニングの重要性は少しでも病気の可能性があれば、すべてリストアップして病気の早期発見に努めることである。
⇨関連テーマ　第2章6「口唇・口蓋裂患者、外傷の患者、舌がん患者への口腔ケア」

災害時の口腔ケア

一般社団法人 日本口腔ケア学会が他の研究会と作成した災害時の口腔ケアを、QRコードでHPに掲載した。災害が発生すると、パン・菓子類が日持ちし、扱いがご飯に比べ簡易なので、被災地に沢山届く。しかし、歯磨きができないと口腔内が不潔になりやすく、口臭が強くなるので注意が必要。災害時には、だれでも食べやすい「白がゆ」のレトルトが、水分補給にもなる。
http://www.oralcare-jp.org/m/q_and_a.html
⇨関連テーマ　第3章2「災害時の口腔ケア」

歯磨きのポイント

歯ブラシの形が単純で、植毛されている部分（頭）が小さく、少し毛が柔らかい物が推奨される。
⇨関連テーマ　第4章3「口腔ケアの基本」

義歯接着剤

義歯接着剤を使用した場合、口腔内から取り出したあと、必ず接着剤を除去しておく。放置すると、乾燥して硬くなり除去が難しくなる。
⇨関連テーマ　第4章4「義歯」

乾燥した口腔内と義歯接着剤

義歯接着剤は、口腔内の唾液を吸収し溶解して、義歯を歯肉に貼り付けるため、乾燥した口腔内では唾液が少ないため接着しにくい。そこで、厚く塗ることがあるが、効果は薄い。乾燥した口腔内に接着剤を使用すると、その除去が難しくなり、時に、口蓋粘膜を剥離することがあるので、要注意である。
⇨関連テーマ　第4章4「義歯」

バイタルサインの確認

臥床している患者の中には、死亡している場合があるので、バイタルサインの確認が必要である。また、ケアの最中に、脳出血を起こすことがあるので、言葉や手足の動きに注意する。
⇨関連テーマ　第4章6「口腔ケアの器械・器具と使用方法」

口腔ケアの器具

歯は、歯ブラシで。粘膜は、スポンジブラシで。奥の歯や、孤立している歯は、タフトブラシ®で。スポンジブラシは、青色のスポンジが、痰などがわかりやすい。
⇨関連テーマ　第4章6「口腔ケアの器械・器具と使用方法」

摂食と喫食

食物を食べることを、栄養関係者は「喫食」と、医療関係者は「摂食」と呼称する。人が「食べる」という行為に対して、どのように使い分けたらよいかをまとめてみた。
「喫食」…楽しく語らいながら食べる。楽しい雰囲気の中で、美味しく食べる。
「摂食」…生きていくために食べる。
⇨関連テーマ　第4章7「口腔機能と栄養」

喫食障害

原因として、歯が痛い、歯が動く、入れ歯が合わない、顎顔面に麻痺がある、嚥下障害、ストレス、環境、嫌いな食べ物、冷えた食事、孤食、などが考えられる。
⇨関連テーマ　第4章7「口腔機能と栄養」

今、現場で必要な「口腔ケア」ワンポイント

妊婦の口腔ケア

妊娠すると、ホルモンのバランスが崩れ、口腔内細菌叢も変化する。また、つわりなどで、歯磨きが十分できなくなることもあり、口腔内が不潔に陥り、歯肉炎が起きる。妊娠され母子健康手帳の交付を受けたら、歯科を受診し、歯磨き指導を受けることをお勧めする。

感染性心内膜炎

血流感染症の一症状。抜歯など観血処置に伴い、歯周疾患の原因菌などが、一過性に血液の中に流入し、その一部が、心臓の心内膜に、付着して心内膜炎を起こす。病状により死亡にいたる場合もあり、過去に医療事故で損害賠償が命令されている。予防として、抜歯などの観血処置の前に抗菌剤を投与することが行われている。

口腔ケアと院内感染

歯科衛生士が、吸引器を使用して口腔ケアを実施した時、口腔に直接使用するカニューレは、交換されていたが、吸引器とそのカニューレをつなぐ、チューブの交換がなされていなかったため、そこから他の患者に感染を引き起こした事例などがある。

口蓋、舌の粘膜に付着した物の除去

口蓋、舌の粘膜に付着した、剥離粘膜・痰・出血物などが乾燥した物の除去は、オキシドールを塗布、保湿剤の塗布をして、20分ほどそのまま放置して、少し柔らかくなったら、保湿剤を使用して拭き取る。

エリザベス・キューブラー・ロス

死にゆく過程を提唱した、ドイツの精神科医。
第一段階：否認、第二段階：怒り、第三段階：取引、第四段階：抑うつ、第五段階：受容。
悪性腫瘍や回復が見込めない障害などを負った方々の心を理解する。

脳幹出血

わずかな刺激でも、呼吸停止をきたすので注意。口腔ケアの刺激でも同じである。

口腔ケア関連不快事項

患者に噛まれて、看護師がC型肝炎に感染。口腔ケア時に使用した脱脂綿を気管に落下させ、窒息死。おかゆ食指示の患者に通常食を出し、窒息死など。

臨床編

第1章
疾患別口腔ケア

関連図　凡例

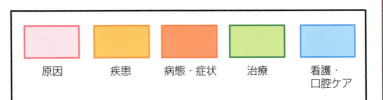

| 原因 | 疾患 | 病態・症状 | 治療 | 看護・口腔ケア |

⇨原因、病態・症状、治療、看護・口腔ケアを図式化し、疾患ごとにまとめた関連図です。疾患と口腔状態との関わりや、口腔ケアへの理解を深めるために活用してください。

第1章 疾患別口腔ケア

1 呼吸器疾患：肺炎患者への口腔ケア

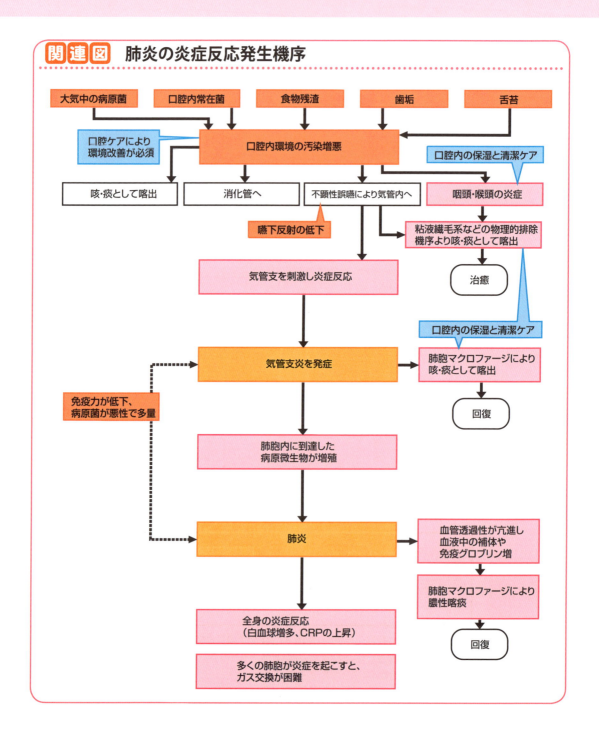

関連図 肺炎の炎症反応発生機序

1）肺炎の特徴

　肺炎は肺胞腔内を主病変部とする急性の感染症であり、年齢別に見ると65歳以上から多くなっている。高齢者の肺炎の発症には顕性および不顕性誤嚥が関連し、発症や悪化予防には口腔ケアにより**口腔内の食物残渣や起炎菌**を除去することが重要である。

（1）呼吸器系の構造と機能

　呼吸器の基本的構造は空気を運搬する気管部と、大気中の酸素（O_2）と体内の代謝産物である炭酸ガス（CO_2）のガス交換する移行・呼吸領域からなり、その概要を図1に示した。肺胞でのガス交換は図2に示したように、肺循環を通して全身循環とつながっている。**肺胞・毛細血管でのガス交換**（O_2の取り入れとCO_2の排出）は、脳幹の呼吸中枢の刺激により吸気が、肺・胸壁の弾性体により呼気が行われている。

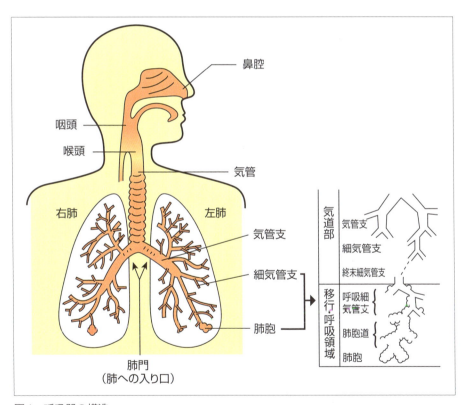

図1　呼吸器の構造

全身循環→右心房→右心室→肺動脈→毛細血管（静脈血）→**肺胞でガス交換**→
毛細血管（動脈血）→肺静脈→左心房→左心室→全身循環

図2　肺循環の流れ

（2）肺炎の原因と病態

①口腔内の環境

　口腔内は、食物残渣、う歯や歯周病の原因となる歯垢、口腔内細菌の塊であるバイオフィルム、大気中の病原微生物にさらされている。また舌苔は細菌の塊である。これらは歯磨きや含嗽を含む口腔ケアにより除去されるが、気管へ入った有害物は、唾、咳、痰として外界に排出される。

②肺炎の病態

　口腔内は細菌が常在し、食道に隣接していることから、嚥下反射機能の低下による誤嚥や不顕性誤嚥が起きやすく、病原微生物の量が多い、毒力が強い、宿主の感染防御力の低下などが複合して肺炎を発生させることになる。

　肺炎の発生機序を見ると、上気道炎（鼻・咽頭・喉頭）、下気道炎（気管・気管支・細気管支）、肺炎（呼吸細気管支・肺胞道・肺胞）と罹患する。

　関連図（P.2）に肺炎の発症過程を示した。

口腔内の環境例

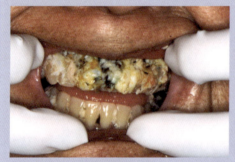

1．極刻み食が、口腔内に残留している状態

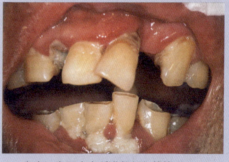

2．高度に歯周疾患が進行した状態

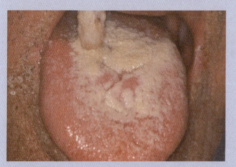

3．舌に舌苔が付着した状態。白が多いが、鉄剤を服用すると、沈着して黒くなる

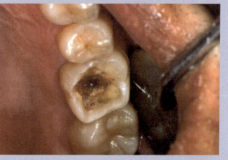

4．う歯を削ると、このように大きな穴（う窩）になる

2) 肺炎の発症および悪化を予防するための看護ケアとそのポイント

肺炎は、胸部エックス線撮影で肺野に異常陰影が認められ、原因微生物が推定できれば各病原体に対する治療を行う。糖尿病・腎疾患・心疾患、寝たきり・脳血管疾患後遺症などで感染防御力が低下していたり、加齢や意識障害により嚥下機能が低下していると**不顕性誤嚥**を起こしやすく重篤化する。**表1**に看護ケアのポイントを示した。

表1　看護ケアとそのポイント

看護ケア	ポイント
口腔ケア	高齢者は嚥下反射と咳反射が低下していることが多く、睡眠中の不顕性誤嚥を繰り返す 入眠前に行うと良い（入眠中に口腔内の細菌繁殖が多くなるよ。）
嚥下運動	不顕性誤嚥の原因は、喉頭を支持している筋や靭帯が緩み喉頭が下降し十分に喉頭蓋が閉鎖しない、食道入口部が拡張しにくい、咳嗽反射の低下などにより嚥下機能が低下することである高齢者や麻痺がある人に行う 辛い食べ物は嚥下反射と咳反射を回復させるので、摂取ができれば行う（食前に行うと食物の誤嚥の予防になるよ。）
体位の調整	誤嚥防止対策として、食事中・食後は2時間ほどの体位保持を行い、その間に上気道クリーニング（口腔ケアと含嗽の励行）を行う
分泌物の喀出を促す	口腔内の湿潤を保つため、含嗽、室内の加湿や吸入、体位ドレナージ、吸引により喀痰の除去を行う
脱水予防	乾燥することで分泌物の喀出が困難になる 舌と皮膚の乾燥状態、水分摂取と尿の量・回数をチェックする（脱水を起こしていないか観察が必要。）
基礎疾患への看護ケア	口腔内の清潔が保持できないと、口腔内の常在菌が起炎菌に変わる。特に**糖尿病・腎疾患・心疾患**などをもっている人、**寝たきり・脳血管疾患後遺症**で麻痺がある人、あるいは**高齢**などで**生体の防御機能が低下**している場合は起きやすい
基礎疾患のコントロール	易感染性に直結する基礎疾患のコントロール（慢性下気道感染者の喀痰ドレナージやリハビリ、うっ血性心不全の予防、糖尿病の治療）を行う

3) 口腔ケアのポイントと実際（表2〜表4）

肺炎を起こすと、身体を動かすことで容易に酸素飽和度の低下をきたし、呼吸困難が生じることがあるので、状態を観察しながら行うことが必要である。

口腔ケアは、口腔内の汚染による起炎菌の発生を予防するために必要であるが、口腔ケアによって呼吸を抑制し、酸素供給の低下をきたして酸素飽和度の低下や呼吸困難の増悪を招くことがあるので、口腔ケア実施前・中・後のポイントを示した。

第1章　疾患別口腔ケア

表2　口腔ケア実施前

方法	観察項目	実施時の注意事項
口腔ケアが行える状態か観察する	【食事後のとき】 呼吸回数、呼吸困難の有無、喘鳴の出現の有無、チアノーゼの有無 【絶食のとき】 バイタルサイン、呼吸困難の有無、喘鳴の有無、チアノーゼの有無、意識レベル	口腔ケアを行うことで呼吸の状態が悪くならないかアセスメントし、口腔ケアを実施するタイミングを判断する （食前に行うと食物の誤嚥の予防になるよ。）
必要物品を準備する	歯の有無、入れ歯の有無 舌苔の有無、乾燥の有無、口内出血の有無と出血部位	口腔ケアの必要物品、方法を選択する （全員同じとは限らない！）
口腔ケア前後の評価をする	上記観察項目のほかに 呼吸音の確認、酸素飽和度	口腔ケアによる誤嚥を起こしていないか、呼吸状態が悪化していないか前後で比較して判断する

表3　口腔ケア実施中

方法	観察項目	実施時の注意事項
体位の調整をする ・患者自身で行うときは、端座位（たんざい）など行いやすい姿勢を作る ・全介助のときは、垂れ込まないよう、頭部挙上（とうぶきょじょう）、側臥位（そくがい）などの姿勢を作る	体が斜めになっていないか、頚部後屈していないか （無理な姿勢は患者に苦痛を与えるだけだよ。）	口腔ケアを行うときの水、唾液などの分泌物が垂れ込まないようにする 姿勢を作るときは、医師からの活動制限の指示があるときは、その範囲内で垂れ込まない姿勢を作る
口腔内の分泌物を取り除く ・乾燥があり困難なときは保湿剤を使用して分泌物を浮かす ・含嗽をして分泌物を出す ・含嗽ができない人はスポンジブラシや濡れたガーゼなど使用して取り除く ・歯がある人は歯ブラシでブラッシングする	口腔内の分泌物の有無、乾燥の有無、出血の有無、口臭の有無 呼吸困難の出現の有無、口唇チアノーゼの有無、呼吸速迫の有無	（状態観察後、先に塗ってから口腔ケアの準備で時間の有効活用！） 保湿剤を塗布して10～15分ほどで分泌物が取り除きやすくなる 分泌物を取り除くとき、自己で喀出が困難なときは吸引を行う 歯があり出血傾向の人は軟らかい歯ブラシを使用し、歯茎に当たらないように磨く 口腔内の清掃によって、呼吸のリズム変調、十分な酸素の供給ができず低酸素の状態になることがあるため、呼吸、表情の変調が現れたときは介助をすみやかに行う

清掃後、口腔内の乾燥があるとき、**保湿剤**を使用する

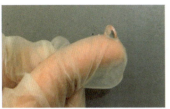
保湿剤使用量の目安

	口腔内汚染の有無、乾燥の有無	口腔内が乾燥していることで分泌物の喀出が困難となり、乾燥した分泌物に菌の繁殖が起こる
口腔ケア実施中の評価をする	口腔内の汚染が除去できているか、咳嗽の有無、チアノーゼ出現の有無、喘鳴出現や増悪の有無、酸素飽和度	口腔ケアによる誤嚥を起こしていないか、呼吸状態が悪化していないか前後で比較して判断する

表4 口腔ケア実施後

方法	観察項目	実施時の注意事項
口腔ケアによる垂れ込みがないか観察する 咽頭部に分泌物貯留音があるときは、咳嗽を促し、喀出できないは吸引する	聴診して、咽頭部、肺に副雑音の増強の有無 呼吸困難の有無、チアノーゼの有無、呼吸速迫の有無、咳嗽の有無、喘鳴の有無	口腔ケアのときに、水分や唾液の垂れ込みを起こすことがあるため、終了後に状態の悪化を起こしていないか観察する
口腔ケア実施後の評価をする	口腔内の汚染、乾燥の改善の有無 呼吸音の確認、酸素飽和度	口腔ケアの方法が良かったか評価する 口腔ケアによる誤嚥を起こしていないか、呼吸状態が悪化していないか前後で比較して判断する

> 咽頭で「ブーブー」「ゴロゴロ」の音がある時は分泌物が溜まってるよ。肺野で新たに「ブーブー」「バリバリ」と音がした時は誤嚥を疑って。

（小西美智子・藤井三津江）

第1章 疾患別口腔ケア

2 代謝・栄養疾患：糖尿病患者への口腔ケア

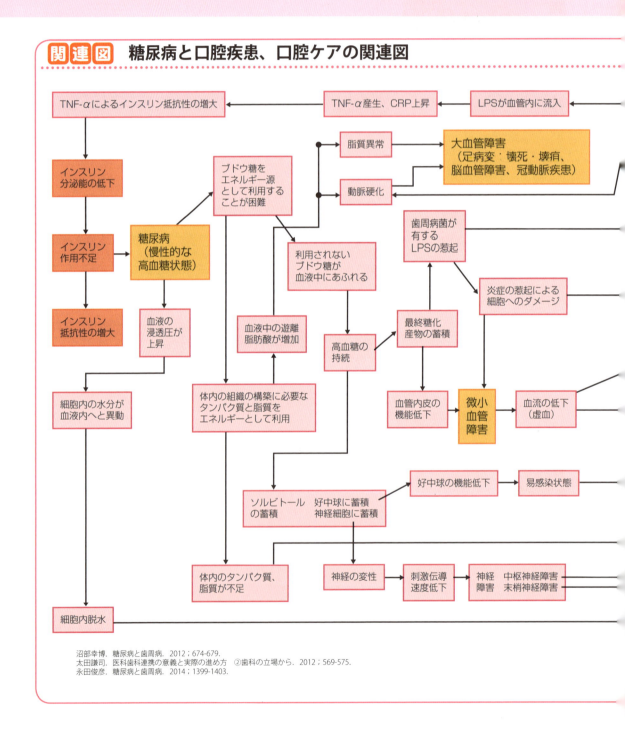

関連図 糖尿病と口腔疾患、口腔ケアの関連図

沼部幸博．糖尿病と歯周病．2012；674-679．
太田謙司．医科歯科連携の意義と実際の進め方 ②歯科の立場から．2012；569-575．
永田俊彦．糖尿病と歯周病．2014；1399-1403．

❷ 代謝・栄養疾患：
糖尿病患者への口腔ケア

- LPS（リポ多糖：Lipopolysaccharide）：グラム陰性菌細胞外膜の構成成分（内毒素）。
- 最終糖化産物（Advanced Glycation End Produkts：AGEs）：ブドウ糖がタンパク質に結合してできるもの。酵素反応によらない反応によって起こる。
- TNF-α（腫瘍壊死因子：Tum or Necrosis Facter-α）：マクロファージより産生されるサイトカイン。脂肪細胞からも分泌される。
- ソルビトール（sorbitol）：グルコースを還元して得られる糖アルコールの一種。
- CRP（C反応性タンパク：C-reractive protein）：体内で炎症反応や組織破壊が起きているときに血中に現れるタンパク質。
- 基本的治療：検診、プラークコントロール、スケーリング、ルートプレーニング、咬合調整、ブラッシング指導が行われる。

POINT

糖尿病は、慢性的に高血糖が続いている状態である。高血糖の持続は、さまざまな合併症を引き起こして患者のQOLや予後を著しく悪化させる。歯周病も糖尿病の合併症の一つであり、血糖コントロールが不良になると歯周病も進行するなど、糖尿病と歯周病は双方向に影響をおよぼしあう関係にある。また、糖尿病患者にみられる口腔疾患も、歯周病が口臭症を増悪させるなど、お互いに影響をおよぼしあっている。ここでは、糖尿病と口腔疾患およびそのケアに関する関連図を示した。

第1章 疾患別口腔ケア

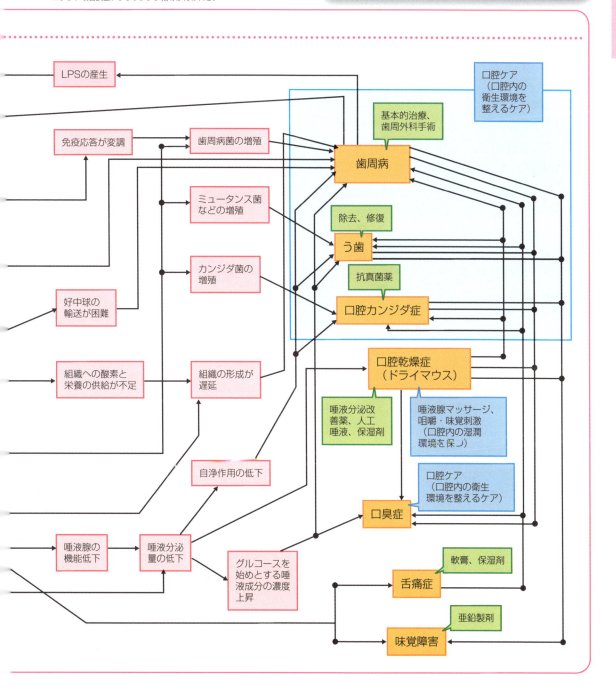

第1章　疾患別口腔ケア

1）糖尿病とは

　ヒトには血糖を上昇させるためのホルモンが何種類も備わっているが、血糖を低下させるホルモンはインスリンのみである。ヒトの血液中の糖濃度（血糖値）は、これらのホルモンの働きによって一定の範囲（通常は70～140mg/dL）に調節されているが、インスリンの作用が不足する（インスリンの分泌不足、組織でのインスリン感受性の低下）と、血糖値は上昇する。インスリンの作用不足により慢性的に高血糖が続いている状態が、糖尿病である。

　糖尿病の初期のころは、ほとんど自覚症状は現れない。そのため、健康診断や妊娠、他の病気の治療、歯周病など糖尿病合併症の出現から糖尿病が見つかることも多い。

　糖尿病の合併症には、高度のインスリン作用不足からくる急性合併症と、高血糖など代謝障害の持続と血管障害によって起こる慢性合併症とがある。合併症の出現は、患者のQOLや予後を悪化させるため、発症予防と進展阻止が重要である。

血糖値をあげるホルモン：グルカゴン、アドレナリン、甲状腺ホルモン、成長ホルモン、糖質コルチコイド。

POINT
血糖値が300mg/dL以上になると口渇や多飲、多尿、倦怠感が出現するが、これらの高血糖症状を理由に受診する患者は少ないと言われている。

POINT
主な慢性合併症として、①神経障害（自律神経障害・末梢神経障害）、②網膜症、③腎症、④足病変（壊死、壊疽など）、⑤脳血管障害、⑥虚血性心疾患、⑦歯周病がある。

2）糖尿病における看護のポイント（表1、表2）

　糖尿病治療の目標は、血糖や体重、血圧、血清脂質を良好にコントロールすることである[1]。これにより、糖尿病合併症の発症や進展の阻止を目指す。糖尿病の治療には、①食事療法、②運動療法、③生活習慣の改善、④薬物療法、がある。いずれの治療法も患者の生活に深くかかわることから、看護師は、患者がこれらの治療法を自身の生活に織り込みながら療養生活が遅れるよう支援する。

　糖尿病患者にみられる口腔疾患は、血糖コントロール不良の患者では重症化しやすい。したがって、①口腔環境を改善する（これにより、食事療法がきちんと行えることと、歯周病菌から産生される炎症性サイトカインの量を減らすことを目指す）、②血糖コントロールを良好にする（これにより、糖尿病にみられる口腔疾患の発症および進行を防ぐ）、ことが重要になる。

POINT
他の糖尿病合併症と同様に、口腔疾患を予防するために、HbA1cは7.0％未満が維持できることを目標にする。
（注：実際の目標値は、患者に応じて個別に設定される）

表1　糖尿病の判定

①早朝空腹時血糖値が126mg/dL以上
②75g経口ブドウ糖負荷試験2時間値が200mg/dL以上
③随時血糖値＊が200mg/dL以上
④HbA1cが6.5％以上
①～④のいずれかに該当すれば、「糖尿病型」と判定される

＊随時血糖値　食事時間に関係なく測定した血糖値のこと
日本糖尿病学会，編著．糖尿病治療ガイド2014-2015．18．より引用改変

表2　血糖コントロールの目標値 [注4]

目標	血糖正常化を目指す際の目標 [注1]	合併症予防のための目標 [注2]	治療強化が困難な際の目標 [注3]
HbA1c (%)	6.0未満	7.0未満	8.0未満

治療目標は年齢、罹病期間、臓器障害、低血糖の危険性、サポート体制などを考慮して個別に設定する。
注1) 適切な食事療法や運動療法だけで達成可能な場合、または薬物療法中でも低血糖などの副作用なく達成可能な場合の目標とする。
注2) 合併症予防の観点から、HbA1cの目標値を7.0%とする。対応する血糖値としては、空腹時血糖値130mg/dL未満、食後2時間血糖値180mg/dL未満をおおよその目安とする。
注3) 低血糖などの副作用、その他の理由で治療の強化が難しい場合の目標とする。
注4) いずれも成人に対しての目標値であり、また妊娠例は除くものとする。
日本糖尿病学会, 編著. 糖尿病治療ガイド 204-2015. 25. より引用改変

3) 糖尿病における口腔ケアの必要性 (表3)

糖尿病患者にみられる口腔疾患として、代表的なものに**歯周病（歯肉炎、歯周炎）、口腔カンジダ症、口腔乾燥症、口臭症**、などがある。

これらの疾患に加え、う歯や舌痛症、味覚異常も、糖尿病患者にはよくみられる口腔疾患です！

糖尿病と口腔疾患は、双方向に関連し合っている。歯周病の場合、健常者に比べて糖尿病患者では歯周病が発症および進行する頻度が高い。歯周病を放置すると、血糖コントロールが不良になる可能性や、インスリン抵抗性や炎症を介して虚血性心疾患などの合併症の発症および進行に影響をおよぼす可能性が指摘されている[2]。また、咀嚼する行為には、食後の血中インスリンレベルを上昇させる効果と満腹感を早く得ることができて食事摂取量を減らせる効果があり、血糖のコントロールに有効であると言われている[3]。しかし、歯周病が進行して歯を失うと、噛み合わせで対となっている歯の機能も失うため咀嚼が困難になる。欠損した歯の本数が多くなるほど食物の咀嚼はますます困難になり、それが食物選択や食事形態の制限につながり、結果的に食生活などの生活の質（QOL）が低下する。糖尿病患者にとって口腔ケアは非常に重要なものであり、適切に実施されれば、口腔疾患の治療、糖尿病および糖尿病合併症の発症と進行の抑止、食生活などのQOLの向上、といったさまざまな効果が期待できる。

糖尿病患者の口腔ケアで最も重要なのは、口腔内の衛生環境を維持するための口腔ケアと、定期的な歯科の受診である。

口腔内の衛生環境を維持するためにもっとも重要な口腔ケアであるブラッシングは、**バイオフィルム（プラーク）**を除去するために毎日適切な方法で行われる必要がある。しかし、歯列などの口腔環境は、一人ひとり異なっている。歯間ブラシやデンタルフロス、タフトブラシな

POINT

バイオフィルム（プラーク）とは、口腔内の細菌によって構成された、いわば「菌の塊」である。プラークは数時間〜1日ほどで形成され、2日ほどで石灰化し、歯石になると言われている。プラーク自体が、抗菌薬や消毒薬に強い構造になっているが、プラークを作っている歯周病菌が産生する内毒素であるリポ多糖（Lipopolysaccharide：LPS）は、抗菌薬にも熱にも強いうえに、歯周組織の炎症や歯槽骨の破壊を引き起こしてしまう。また、歯周病は、インフルエンザなどと違い、複数の歯周病菌の感染によって起こる。そのため、インフルエンザワクチンのように、ある1種類の抗生物質を使用して完治させることは困難である。

第1章　疾患別口腔ケア

どの補助的なツールの選択や使用方法も含めて、個々の患者にあったブラッシング指導を行っていく。口腔ケアの内容は、われわれ専門職にとっては簡単でも患者にとっては難しいことばかりである。1回の教育的介入で、患者が完全に理解して実践できることはないと言ってよい。スモールステップを1つずつクリアしていくように支援することが重要である。

また、歯周病菌群やう蝕菌、カンジダ菌は、もともと人の口腔内に常在しているが、健常者では問題にならないくらい病原性の弱い微生物である。糖尿病患者は、健常者よりも歯周病やう蝕、口腔カンジダ症が発症・進行しやすい。つまり、感染に対する抵抗力が低下した状態にある。しかも、歯肉は出血しやすく、傷ついた粘膜の再生には時間がかかる。菌血症を繰り返さないためにも、出血しないように注意しながらブラッシングをすることが大切である。

さらに、糖尿病患者では唾液分泌量が低下し、グルコースをはじめとする唾液成分の濃度が高くなる。唾液による自浄作用が低下するうえに、細菌の栄養となる糖質が多く含まれた唾液が口腔内に分泌されるため、口腔乾燥症の発症だけでなく、歯周病やう蝕、口腔カンジダ症の発症および進行にも影響をおよぼしてしまう。口腔内の衛生環境を維持する観点からも、口腔内の湿潤状態を保つことは大切である。

口腔内の細菌は、適切なブラッシングにより1,000分の1から10万分の1くらいまで減少させることが可能と言われているが[4]、完全に除去することは難しい。加えて、歯に付着した歯石はブラッシングでは除去できない。そのため、定期的に歯科を受診してスケーリングなどの基本治療を受けることが重要である。しかし、糖尿病患者にみられる口腔疾患の多くは自覚症状に乏しく、症状があっても過小評価しがちなため、自分の口腔内の状態や口腔ケアに関心が行き届かない患者も少なくない。まずは患者の糖尿病や口腔疾患に対する認識、口腔ケア（セルフケア、専門的ケア）に対する考えや思い、実施状況などを把握したうえで、患者が自分の口腔や口腔ケアに関心が向くように働きかける。そして、患者が定期的に歯科を受診することの必要性を理解し、継続的に受診できるように支援していく。

最後に、糖尿病による脳血管障害をきたした患者では、麻痺によりセルフケアが行えなかったり、嚥下障害により誤嚥性肺炎を発症しやすくなったりする。また、腎症で透析を受けている患者では、貧血や栄養障害、唾液腺の萎縮、免疫力の低下などにより口腔疾患の発症リスクが高まったり、悪心の出現や出血傾向が強まるために口腔の衛生環境の保持が難しくなったりする。血糖のコントロール状況に加え、糖尿病の合併症の発症や進行、それによる患者の心身の変化についても把握したうえで口腔ケアを行うことが重要である。

> **POINT**
> 健常者では問題にならないような病原性の弱い微生物によって起こる感染症を、日和見感染症と言う。

> **POINT**
> 糖尿病患者は、抵抗力が低下しているので、インフルエンザや肺炎球菌による肺炎など、健常者でもかかることのある感染症にもかかりやすく、重症化しやすい。歯周病菌などの口腔内の細菌が気道から肺に流入した場合、肺炎を引き起こす可能性がある。

> **POINT**
> 心内膜に感染が起こり発症する「感染性心内膜炎」の原因菌には、歯周病菌をはじめとする口腔内細菌がある。感染性心内膜炎は、心機能の低下に加え、塞栓症（脳梗塞など）や動脈瘤などの重篤な合併を引き起こしてしまう。

> **POINT**
> 糖尿病の合併症である神経障害が起こっている場合、口腔粘膜の感覚も鈍くなっている。痛みが感じられないために口腔疾患に気が付かず、悪化してしまうことがある。

❷ 代謝・栄養疾患：糖尿病患者への口腔ケア

第1章 疾患別口腔ケア

表3 主な口腔疾患とケアのポイント

口腔疾患	症状	発症のメカニズム	注意点
歯周病（図1）	① 歯肉炎 ・歯茎が赤紫色に変色し、腫れる ・歯茎がなんとなくむず痒い感じがする ・歯磨きをした時やリンゴをかじった時に出血する ・痛みはほとんどない ② 歯周炎 ・歯茎がさらに赤くなり、腫れる ・歯茎がむず痒い、痛い ・歯磨きをすると出血する（出血がひどくなる、ちょっとした刺激で出血する） ・口の中が粘つく、口臭がする。膿が出る ・冷たいものや熱いものがしみる ・固いものが食べづらい ・歯が長くなったような気がする、出っ歯になった気がする。 ・歯と歯の間に隙間ができてきた ・歯槽骨が溶けるために歯がぐらつく、歯が抜ける	① 観察 ・患者の口腔内の状況（歯列、歯肉） ・左に示した症状の有無と程度 ・セルフケア（ブラッシング）の実施状況 ・セルフケア（ブラッシング）で患者が困難に思っている点 ・磨き残しがないか ・処方薬（抗菌薬、経口）の内服状況 ② ケア技術の提供 ・患者自身でブラッシングが困難な場合は、ブラッシングを行う ③ 教育支援（図2） ・患者のブラッシングの実施状況から、改善したほうがよい点があった場合は、患者とともに具体的な改善策を考える（使用する歯ブラシや補助的なツールの検討、ブラッシングの方法など） ・口腔疾患の有無にかかわらず、定期的（数カ月に1度）に歯科を受診する（検診、プラークコントロール、スケーリング、ルートプレーニング、縫合調整、ブラッシング指導などの専門的な口腔ケアを受ける） ・処方薬（抗菌薬、経口）があれば、服用方法、注意点を説明する	・糖尿病患者の口腔内は、出血しやすい状態にある。また、傷つくと治りにくい。ブラッシングを行う際は、菌血症を防ぐため、歯肉や口腔粘膜を傷つけないように注意するよう指導する。同時に、医療者が口腔ケア（患者の代わりにブラッシングを行う、スケーリングを行うなど）を実施する際も、出血させないように注意を払う。（傷ついた歯肉や口腔粘膜の毛細血管から歯周病菌が入り込み、入り込んだ歯周病菌が血液の流れにのって全身にひろがる＝菌血症） ❗ 専門的な口腔ケアは、歯周病の重症度や血糖コントロールの状況によって異なる。そのため、セルフケア（ブラッシング）の習慣化と血糖コントロールを良好に保つことが重要になる ↓ ・軽度の歯周病（歯肉炎）があり、口腔環境が比較的保たれている患者の場合は、基本的な治療を行って予防に努める ・中等度以上の歯周病（歯周炎）をもつ患者の場合は、歯周外科手術（フラップ手術など）が行われる ・血糖コントロールが不良な患者の場合は、非観血的な治療を行いながら血糖をコントロールし、そのうえで歯周外科手術などの観血的な治療を行う
口腔内カンジダ症	① 偽膜性カンジダ症 ・口腔内（頬粘膜、舌）、口唇に白色の膜ができ、苔が生えたように見える（点状、線状、斑紋状） ・ざらざらとした違和感はあるが、痛みはない ・白色の膜は容易にはがれ、はがれた後は発赤やびらんを認める ② 萎縮性カンジダ症 ・口腔粘膜が赤くなる ・頬粘膜に歯が当たる、熱いお茶を飲むなどによりヒリヒリ（ピリピリ）とした痛みが発生する ・味覚障害が起こることもある	① 観察 ・患者の口腔内の状況（口腔粘膜、舌、口唇） ・左に示した症状の有無と程度 ・セルフケア（ブラッシング）の実施状況 ・義歯の状態（隙間や傷の有無） ・処方薬（抗菌薬、塗布剤）の使用状況（方法、量） ② ケア技術の提供 ・患者自身でブラッシングが困難な場合は、ブラッシングを行う ・含嗽がこまめに行えるように環境を整える ・口腔内が乾燥している場合は、口腔乾燥症に示したケア技術を提供する ③ 教育支援 ・患者のブラッシングの実施状況から、改善したほうがよい点があった場合は、患者とともに具体的な改善策を考える（使用する歯ブラシや補助的なツールの検討、ブラッシングの方法など） ・処方薬の使用方法、1回に使用する量、注意点を説明する（実演しながら説明する、説明を聞きながら体験してもらう） ・義歯を洗う際は、ブラシで強くこすり過ぎないように説明する（傷の中にカンジダ菌が入り込んで繁殖するため）	・血糖コントロールが不良だと治りにくいため、血糖をコントロールするためのケアも行う（食事療法や運動療法の見直しなど） ・塗布する軟膏の量が少ないと、唾液と混ざって効果が発揮できない。十分な量を、1～2週間は継続的に使用する ❗ ステロイド剤を投与されている患者は、口腔カンジダ症を発症するリスクが高いため、患者に投与されている薬剤を把握する ❗ 処方された抗菌薬には、血糖降下薬やワーファリンとの併用に注意が必要な薬剤もある

13

口腔乾燥症（ドライマウス）	・常に口の中が乾燥しており、よく水を飲む ・パンやクッキーなどの乾いた食品が食べづらい（噛みにくい、嚥下しづらい） ・口の中が粘つき、話しづらい ・口臭がある ・味がわかりづらい ・義歯などで口腔内が傷つきやすい	① 観察 ・患者の口腔内の状況（乾燥状態）、唾液分泌量 ・左に示した症状の有無と程度 ・唾液分泌を抑制する作用を持つ薬剤を服用していないか ・処方薬（唾液分泌改善薬、人口唾液、潤滑剤）の使用状況（内容、方法、量） ② ケア技術の提供 ・唾液腺マッサージや咀嚼・味覚刺激を行って唾液腺を刺激する ・人口唾液や潤滑剤を使用して口腔粘膜を保湿する（維持する） ③ 教育支援 ・処方薬の使用方法や注意点を説明する	・唾液の蒸発が多い場合は、口呼吸を改善するように説明したり、口を閉じるためのリハビリテーション、睡眠時の体位の工夫を行う
口臭症	・リンゴなどの果物が腐ったような、甘酸っぱい臭いがする（アセトン臭） ・口腔乾燥症により、口腔内の細菌が増えて口臭がする	① 観察 ・患者の口腔内の状況（口腔粘膜、舌、歯、歯列、乾燥状態） ・左に示した症状の有無と程度 ・セルフケア（ブラッシング）の実施状況 ・セルフケア（ブラッシング）で患者が困難に思っている点 ・磨き残しがないか ② ケア技術の提供 ・歯周病やう歯、口腔乾燥症が原因となっている場合は、これらを改善するためのケア技術の提供、教育支援を行う ・舌苔が厚くなっている場合は、舌を傷つけないように注意しながら、舌ブラシを用いて清掃することもある	・血糖のコントロールを良好に保つことも、口臭を低減させる

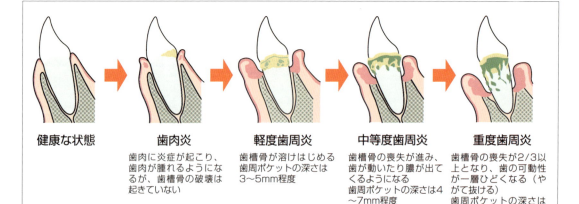

図1 歯肉炎と歯周炎

❷ 代謝・栄養疾患：
糖尿病患者への口腔ケア

歯ブラシの選択
- 基本的には、
  ①ヘッド部分が大きすぎない、
  ②毛の硬さは軟らかめ〜普通、
  ③柄の部分が真っ直ぐになっているものを選択する
- ただし、歯肉に痛みや出血がある場合は、毛の軟らかいものや植毛が密になっているものを選ぶなど、状態にあったものを選択する

歯ブラシの持ち方
- 鉛筆を持つときと同じように握る（ペングリップ）
- 🗨力が強く入らないので、歯や歯肉を傷めないで磨くことができる

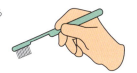

歯磨き粉、洗口液
- 口腔粘膜への刺激を避けるため、発泡剤が入っていないものを選択する
- 洗口液の成分の中にアルコールが混ざっているものは、ドライマウスを助長させる可能性があるので避ける
- 殺菌力の強いものは、菌交代現象を招く可能性があるので、日常的な使用は控える

歯磨きのタイミング・回数
- 1日3回、毎食後に行う
- それが難しい場合は、少なくとも朝食後と寝る前の、1日2回は時間をかけて磨くようにする

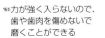

歯ブラシの管理、保管
- ブラッシング後はよく洗い、水気を切ってから風通しの良いところにおいて乾燥させる
- 🗨歯ブラシには、食物残渣や口腔内の細菌が付着しているため、よく洗って乾燥させないと細菌が繁殖しやすい

- ほかの歯ブラシに触れないように、かつ、ブラシを上にして保管コップの除菌も定期的に行う

- 毛先が広がってきたら交換する
- 🗨毛先が広がった歯ブラシは、歯垢の除去率が低下するうえに、ブラッシングの力がコントロールしづらくなり歯肉を傷つけやすくなる

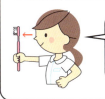

- 交換の目安は、1カ月に1回1カ月未満でも、歯ブラシの毛の反対側から見て、ヘッドから毛先がハミ出していたら交換

歯磨きの方法（バス法）
! 歯周ポケットの清掃効果が高く、歯肉のマッサージ効果もある

- 歯ブラシの毛先を歯周ポケット（歯と歯茎の間）に軽く当てる
- 🗨歯周病菌は歯肉溝から侵入するため、歯肉溝はよく磨くようにする
- 毛先を当てる角度は45°とする

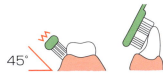

- 1〜2mm幅で左右に細かく動かし、1本ずつ磨く（目安は1カ所20回）
- 🗨順番を決めて磨かないと、磨き残してしまうことが多い
- 歯肉は磨かないように注意する
- 🗨強い圧力をかけると歯肉を傷つける→歯肉の損傷や菌血症を招く（菌血症は、血糖コントロールの悪化につながってしまう）
- ブラッシング圧の目安は、爪と指の間に歯ブラシを入れても痛みを感じない程度にする
- ブラッシングの順番は、一方通行（追い越し、引き返し禁止）
- 歯と歯の間は歯間ブラシやデンタルフロス、歯列が重なっているところはタフトブラシを使用する
- 🗨歯と歯の間は食物残渣が付着しやすく、除去しづらいため、口腔疾患を招きやすい

タフトブラシ、デンタルフロス、歯間ブラシ

そのほか
- 血糖コントロールと口腔疾患の発症や進行には双方向の関連性があることを丁寧に説明し、口腔ケアの重要性を理解してもらう
- 患者自身が定期的に自分で自分の口内を観察することの重要性を説明し、理解してもらう
- 🗨加えて、観察の方法も説明する
- よく噛んで食べることを説明する
- 🗨よく噛んで食べると唾液の分泌が促進されるため、唾液で細菌を洗い流すことで、歯周病やう歯、口臭の予防になる
- 口腔ケアの観点からも、栄養バランスを考えた食生活の重要性を説明する
- 🗨糖質の多い食生活は、歯周病やう歯の発症および進行のリスクが高まる
- 唾液マッサージなど、唾液分泌を促進する方法を説明する
- 🗨唾液分泌量が少ないと、成分の濃度が高くなる唾液の糖分濃度も高くなるため、う歯になりやすい

図2　ブラッシング指導のポイント

（石黒千映子）

第1章 疾患別口腔ケア

3 自己免疫疾患・アレルギー疾患・免疫不全：リウマチ患者、ベーチェット病患者への口腔ケア

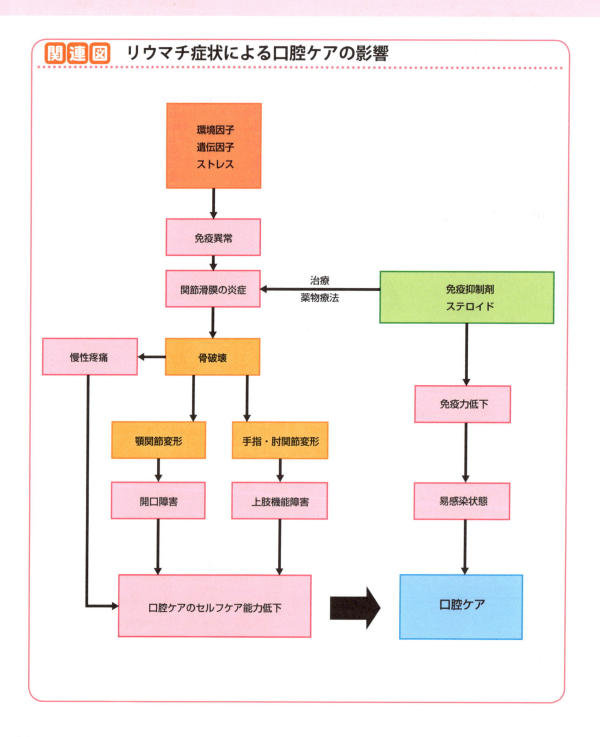

関連図　リウマチ症状による口腔ケアの影響

❸ 自己免疫疾患・アレルギー疾患・免疫不全：
リウマチ患者、ベーチェット病患者への口腔ケア

第1章 疾患別口腔ケア

POINT
リウマチは、自己免疫異常により関節の滑膜に炎症が生じ関節の破壊・機能障害を起こす疾患。上肢の機能障害により、口腔内のセルフケアが困難となる。

＜口腔ケアのポイント＞
自助具を活用し、セルフケアできるように援助する。

POINT
ベーチェット病は、口腔粘膜の再発性アフタ性潰瘍、外陰部潰瘍、皮膚症状、眼症状の4つの症状を主症状とする慢性の全身性炎症性疾患。

＜口腔ケアのポイント＞
・潰瘍部分を避ける　・粘膜への刺激を最小に。

関連図　ベーチェット病による口腔ケアの影響

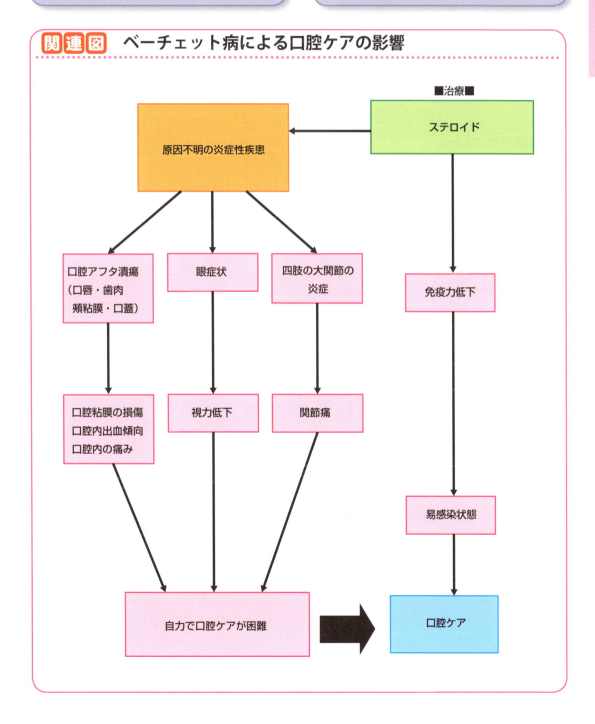

1. リウマチ患者

1) 関節リウマチの特徴

(1) 関節リウマチの動向

日本における関節リウマチ患者数は 70 万～80 万人とされている。男女比では、3：7 で女性に多く、好発年齢は 40～60 歳である。リウマチ友の会の調査によれば、現在受けているリウマチ診療に対する満足度は「満足」が 44.3% に過ぎず、自助具を使用している患者は 59.8%、手術を受けたことがある患者は 42% という低い数字を占めていることから、関節破壊は患者の QOL 低下の大きな要因となっている（平成 23 年 厚生労働省リウマチアレルギー対策委員会報告書）。

(2) 関節リウマチとは

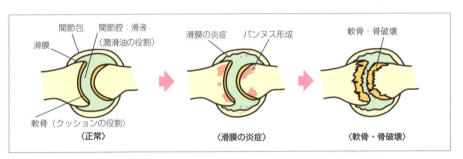

図1 関節リウマチにおける変化

関節は、異なる 2 つの骨を関節包に包まれ靭帯の補強をしている。その内側には、滑膜があり、骨の栄養と関節の動きを滑らかにする滑液を産生・吸収している。

関節リウマチとは、自己免疫異常により、関節滑膜に炎症が起こり、関節の破壊・機能障害を起こす疾患である。寛解期と増悪期を繰り返しながら進行する慢性炎症性疾患である。原因は不明であるが、ストレス（過労・精神的ショック）、環境要因（寒冷・湿気）、遺伝的要素、ウイルス感染などにより、免疫異常を起こすと考えられている。関節滑膜の炎症から、関節液（滑液）が貯留し、滑膜の絨毛状増殖と炎症性肉芽組織（パンヌス）形成が起こり、軟骨破壊・骨破壊を起こす。関節の変形による機能障害が生じ、日常生活が不自由となる（図1）。

症状は、関節滑膜の炎症を主徴とし、左右対称性で手指の小関節から大関節に症状が見られる。関節の運動痛、圧痛、腫脹、発赤などが見られる（図2）。また、朝のこわばりは関節リウマチの特徴的な症状である。これは、夜間就寝中に、関節液が貯留することにより起こる。関節の腫れ・痛みなどから、骨破壊に進行し、変形・拘縮を起こす。関節リウマチの特徴的な変形として、手指のスワンネック変形、ボタン穴変形、尺側偏位がある（図3）。顎関節・肘・手指の関節の変化が起こるため、口腔ケアのセルフケアが困難となりやすい。

❸ 自己免疫疾患・アレルギー疾患・免疫不全：
リウマチ患者、ベーチェット病患者への口腔ケア

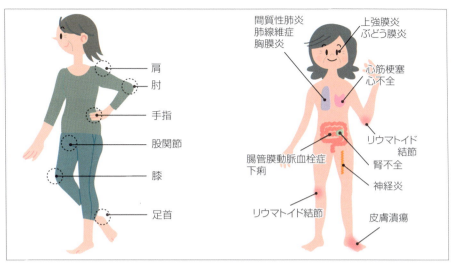

図2　リウマチの症状がでやすい関節部位と全身症状

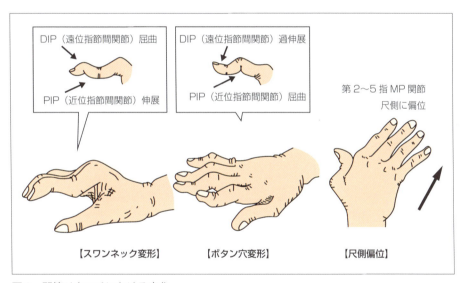

図3　関節リウマチにおける変化

2）口腔ケアのポイントと実際（表1）

　関節リウマチの薬物治療は、ステロイドの使用や免疫抑制剤を使用するため、白血球の減少など免疫力の低下による感染を起こしやすい状況である。そこで、感染を予防するために、口腔ケアは重要である。また、関節リウマチ患者は、関節の拘縮による機能障害によって、セルフケアが困難になることである。上肢の肩・肘・手指の関節部に運動制限（関節可動域制限）が起こり手指関節の変形があるため、患者自身による口腔ケアが困難な場合が多く見られる。可能なかぎり、患者自身に口腔ケアを行ってもらうことが重要である。そのため、症状の出現状況に合わせて実施時間の工夫を行ったり、自助具の活用を行う。

第1章 疾患別口腔ケア

表1 関節リウマチの症状と口腔ケアの留意点

歯磨き法

開口・含嗽が可能な場合

1. 患者の関節の変形・機能障害の程度を観察し、セルフケア能力をアセスメントする

①顎関節変形―開口が可能か、含嗽が可能か

開口・含嗽が可能：歯磨き法
開口・含嗽が不可能：口腔清拭

②手指・肘関節の変形―歯ブラシが持てるか
口腔まで運べるか
水道の蛇口を動かせるか

③股関節・膝関節の変形―洗面所までの移動が可能か

2. 歯磨き法を行う

①洗面所またはベッド上で、口腔ケアの準備を行い、なるべくセルフケアできるように口腔ケアを行う

＜自助具＞

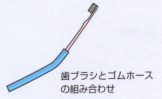

歯ブラシとゴムホースの組み合わせ

＜コップの持ち方＞

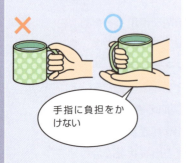

手指に負担をかけない

＜リウマチ患者の口腔ケア自助具作成＞

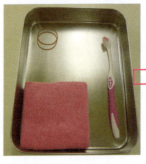 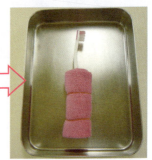

①必要物品：輪ゴム2・ハンドタオル1・歯ブラシ1
②歯ブラシの柄にタオルを巻き輪ゴムでとめる

＜必要物品＞

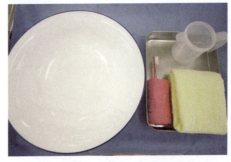

洗面器またはガーグルベースン、歯ブラシ（患者の手指の変形に合わせて把持できるもの）・コップまたは湯のみ

＜口腔ケアの実際＞

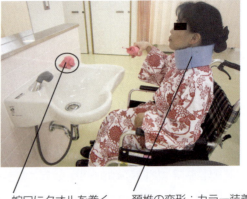

蛇口にタオルを巻く　　頚椎の変形：カラー装着

❸ 自己免疫疾患・アレルギー疾患・免疫不全：
リウマチ患者、ベーチェット病患者への口腔ケア

口腔清拭

3. 顎関節の異常により、開口が困難な場合

- 薄い板状のもの（舌圧子・アイスクリーム用のスプーンなど）にガーゼを巻いて開口し、エアウェイなどを挿入し綿棒などで汚れを拭き取る
- 声を発して口を開け、閉じる練習を行う
- 口中に空気を含ませて頬を膨らませる練習を行う
- 舌を前に出す練習を行う

①舌圧子を頬粘膜に沿って入れる（歯が磨けるように）

②舌圧子で、頬粘膜・清拭する部分を広げながら、綿棒で歯を磨く

＜必要物品＞

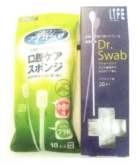
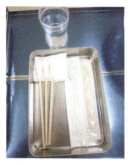

綿棒・舌ブラシ・舌圧子　　お湯

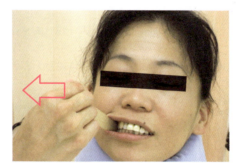

舌圧子を矢印の方向に引く

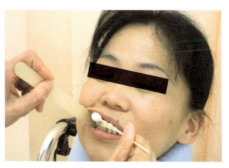

綿棒や舌ブラシなどを使って口腔清掃を行う
（行ってもらう）

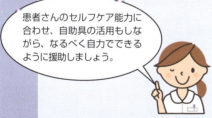

患者さんのセルフケア能力に合わせ、自助具の活用もしながら、なるべく自力でできるように援助しましょう。

＊自助具の作成は、作業療法士（OT）と協働で行う
＊可能なかぎり、患者自身に口腔ケアを行ってもらうことが重要である
＊時間帯の工夫や症状に合わせて口腔ケアを計画する（朝はこわばりがあるため、日中に実施する）

2. ベーチェット病患者

1) ベーチェット病の特徴（表2）

　ベーチェット病は、1973年にトルコのベーチェットによって提唱された原因不明の炎症性疾患である。20〜30歳代に発症し、長期にわたって再燃と寛解を繰り返す。日本における有病率は、10万人あたり15人であり、男女比はほぼ1：1である。粘膜、皮膚、眼に炎症を繰り返す炎症性疾患である。口腔粘膜のアフタ性潰瘍、外陰部潰瘍、結節性紅斑、毛嚢炎などの皮膚症状、ぶどう膜炎を主症状とする。

表2　ベーチェット病の症状と特徴

部位	症状	特徴
口腔	アフタ性潰瘍	口唇、歯肉、頬粘膜、口蓋に多い 有痛性、1週間くらいで消失 再発を繰り返す
眼症状	ぶどう膜炎（虹彩毛様体炎）	視力低下
陰部	陰部潰瘍	陰茎・陰嚢・大小陰唇
皮膚	結節性紅斑 毛嚢炎様皮疹	皮膚の被刺激性亢進が見られる 虫刺されで膿疱形成

(1) 治療

　初期の活動性の症例は、抗炎症薬を用いる。皮膚病変に対しては、ステロイドを使用する。特殊型には、プレドニゾロン30〜60mg/日の投与を行う。

2) 看護全体のポイント

　粘膜は、敏感で傷つきやすい組織である。そこで、看護の目標は、「粘膜の保護」「苦痛の緩和」「悪化を避ける生活調整」である。

(1) 皮膚粘膜の保護

　食事は、口腔粘膜の刺激を最小にするように、温度（熱いもの・冷たいもの）に注意し、刺激が強いもの（辛いもの）は避ける。

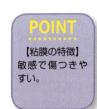

POINT
【粘膜の特徴】
敏感で傷つきやすい。

❸ 自己免疫疾患・アレルギー疾患・免疫不全：
リウマチ患者、ベーチェット病患者への口腔ケア

3）口腔ケアのポイントと実際（表3）

表3　ベーチェット病患者の口腔ケア

口腔ケアの実際

口腔粘膜を傷つけないように、粘膜への刺激を最小にすることが大切である
- 含嗽水（がんそうすい）などを使用する
- 軟らかい歯ブラシを用いて、強くこすらないようにする
- ガーゼハンカチを用いることも効果的である

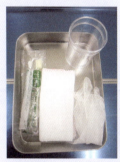

＜必要物品＞
舌ブラシ・ガーゼ・お湯

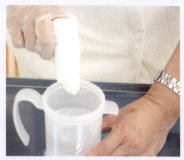

①ガーゼをお湯に浸し絞る

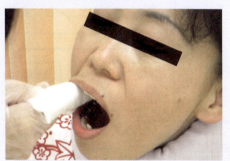

②潰瘍部分を避けて、ガーゼで汚れを拭き取る

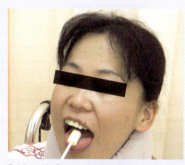

③舌は舌ブラシで舌苔を拭き取る

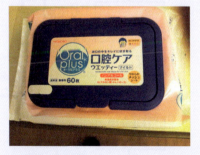

＜市販の口腔用ウエットティッシュ＞

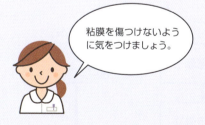

粘膜を傷つけないように気をつけましょう。

（種子島ゆかり）

第1章 疾患別口腔ケア

神経・運動器系疾患：
筋萎縮性側索硬化症患者、脳血管障害患者への口腔ケア

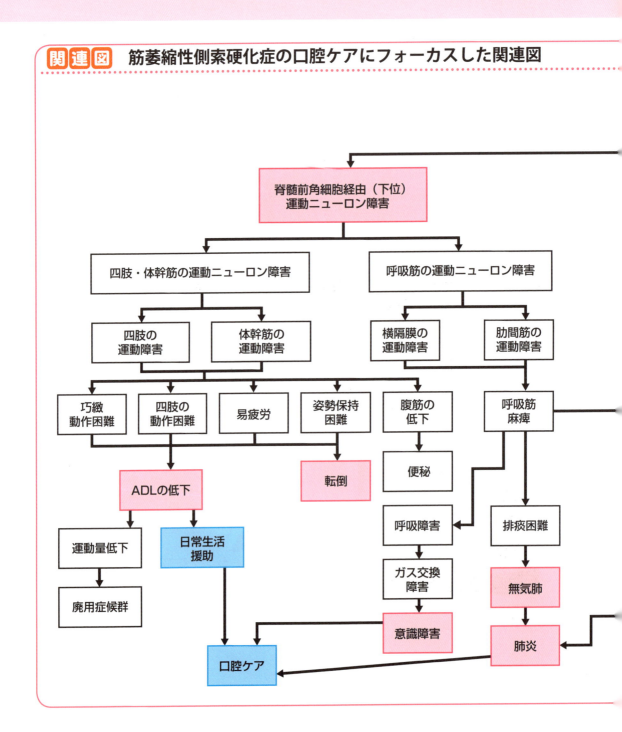

関連図 筋萎縮性側索硬化症の口腔ケアにフォーカスした関連図

❹ 神経・運動器系疾患：
筋萎縮性側索硬化症患者、脳血管障害患者への口腔ケア

> **POINT**
> 筋萎縮性側索硬化症は、難病指定されており、主に中年以降に発症し、一次運動ニューロン（上位運動ニューロン）と二次運動ニューロン（下位運動ニューロン）が選択的にかつ進行性に変性消失していく原因不明の疾患である。発症率は人口 10 万人あたり 1～1.5 人程度で、平均発症年齢は 60 歳前後である。全国に 8,500 名程度の患者がいる。筋萎縮と筋力低下が主体で、進行すると上肢の機能障害、歩行障害、構音障害、嚥下障害、呼吸障害などが生ずる。ここでは、口腔ケアにフォーカスした関連図を示した。

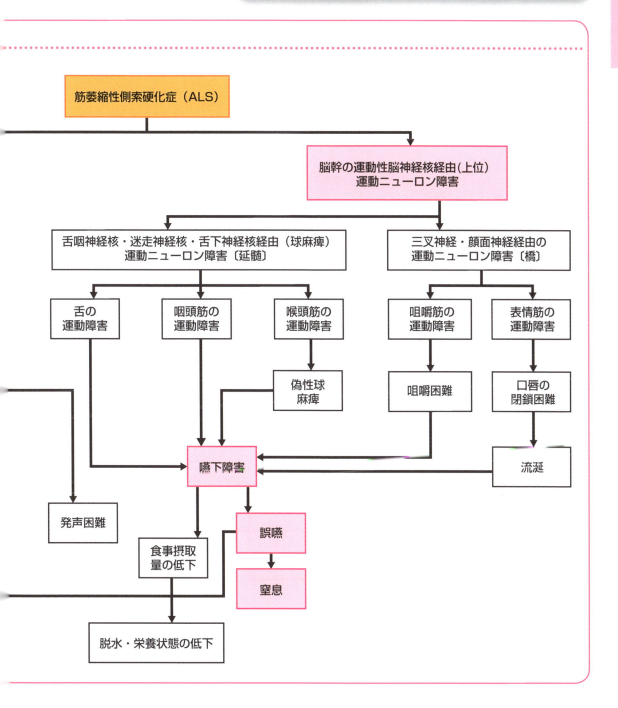

第1章　疾患別口腔ケア

関連図　脳梗塞の口腔ケアにフォーカスした関連図

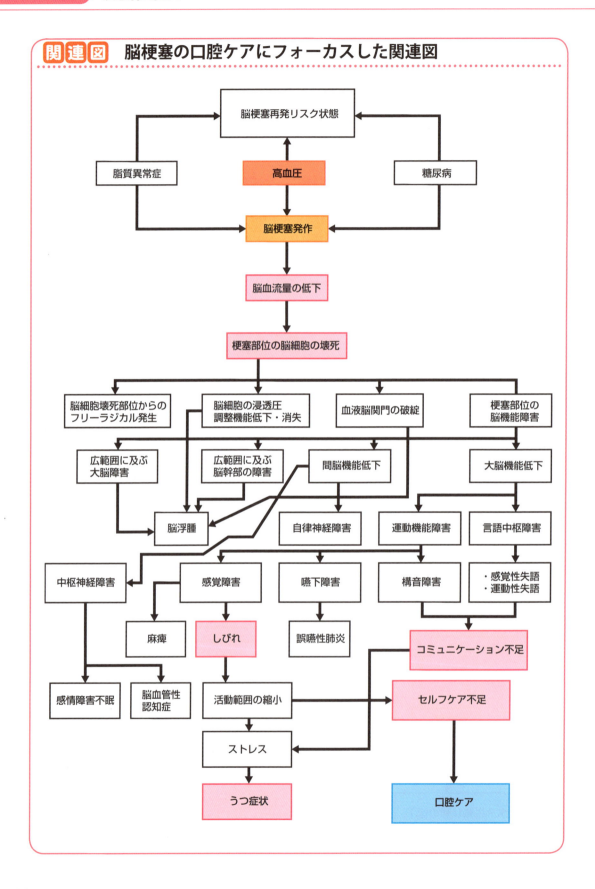

1. 筋萎縮性側索硬化症患者

1）神経・運動器系疾患の特徴

　筋萎縮性側索硬化症は、神経・運動器系疾患で、神経難病の一疾患である。

　ヒトの神経系は、意識、認知、倫理および行為をつかさどる器官であり、複雑な構造をしている。

　神経系の疾患は、血管障害性疾患、内科的疾患に伴う神経疾患などさまざまである。疾患によって、意識障害、知能障害、言語障害、起立・歩行障害、筋萎縮などさまざまな症状が起こる。神経難病には、運動ニューロン系（筋萎縮性側索硬化症）、脊髄小脳変性症、多発性硬化症やパーキンソン病などがある。

　障害によっては、リハビリや治療などで状態が良くなり ADL の拡大や、病状悪化を緩和できる場合もあるが、神経難病は徐々に悪化して死に至るケースもある。

　神経・運動系は粗大運動から微細運動、認知や感情などをつかさどり、外部環境に適応できるようにしている重要な器官である。ひとたび障害を受けることで、ADL が低下し、人々の QOL に大きな影響を与える。

2）筋萎縮性側索硬化症の特徴

　運動ニューロンがともに変性し、徐々に全身の筋肉の萎縮が進行する原因不明の疾患である。発症様式や進行にばらつきがあり、治療法がない。

　ALS は不可逆的に進行し四肢麻痺・球麻痺・呼吸筋麻痺をきたすが、初期では上下肢の筋力低下や舌や口の動かしにくさなどの軽い症状である。また症例により発症様式や進行のばらつきが大きい。症状の進行において、リハビリ、介護福祉用具の使用や住宅改造、食事形態の工夫、コミュニケーション器機の導入や人工呼吸器装着など、本人や家族の意思を尊重した治療やサポートを必要とする。

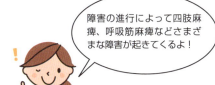

障害の進行によって四肢麻痺、呼吸筋麻痺などさまざまな障害が起きてくるよ！

　病態は異なるが、筋ジストロフィーも同様の対応である。

3）口腔ケアのポイントと実際

　球麻痺が始まると、**舌の萎縮**、**嚥下障害**、**構音障害**が起こり、呼吸筋の運動ニューロン障害が起こると**呼吸障害**が起こる。嚥下障害や呼吸障害の影響を受け、口腔衛生が保ちにくくなる。四肢・体幹筋の運動ニューロン障害が起こるとセルフケアが不十分となる。病態の変化やその状態に対応した口腔ケアをしていかなければならない。

　嚥下障害が進行すると、**唾液が気管内に落ち込み誤嚥性肺炎**につながる場合がある。**長期人工呼吸器装着利用者においては、舌が肥大化し歯列を超えたり、歯や舌**

が偏移したりして、口腔内を傷つけてしまうこともある。全身の状態をよく観察し、症状の悪化を予測した早めの対応が不可欠である（図1）。

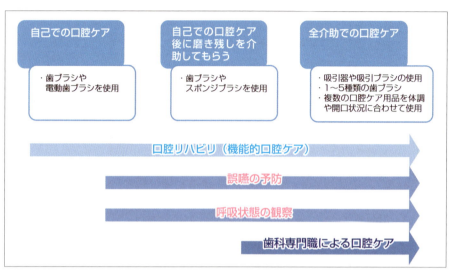

図1　進行状態に応じた口腔ケア

人工呼吸器装着療養者の場合は、さらに**呼吸状態の観察**と**人工呼吸器が適切に作動**していることを観察する。非侵襲的陽圧換気療法（non-invasive positive pressure ventilation；NPPV）を24時間使用している療養者においては、口腔ケア実施時にマスクを外すことで呼吸困難を生じる可能性がある。気管切開・カニューレ装着の場合は、**カニューレのカフ圧が適正である（20〜30cmH$_2$O）**ことを確認し、吸引しながら口腔ケアを行う。

人工呼吸器装着療養者の場合は、①呼吸状態の観察と②人工呼吸器の適切な作動の観察は欠かせないよ。

POINT

難病とは、昭和47年に定められた『難病対策要綱』に基づき、①調査研究の推進、②医療施設の整備、③医療費の自己負担の軽減、④地域における保健医療福祉の充実・連携に、平成8年からは、⑤QOLの向上を目指した福祉施策の推進が加わり充実が図られてきた。平成26年『難病患者に対する医療等に関する法律』が公布された。この法律の目的は、難病（発病の機構が明らかでなく、かつ、治療方法が確立していない希少な疾病であって、当該疾病にかかることにより長期にわたり療養を必要とすることとなるものをいう。以下同じ）の患者に対する医療その他難病に関する施策（以下「難病の患者に対する医療等」という）に関し、必要な事項を定めることにより、難病の患者に対する良質かつ適切な医療の確保及び難病の患者の療養生活の質の維持向上を図り、もって国民保健の向上を図ることである（第1条）。現在110疾病について医療費助成が行われている。

❹ 神経・運動器系疾患：
筋萎縮性側索硬化症患者、脳血管障害患者への口腔ケア

ケース紹介　患者A氏の場合の口腔ケア

A氏は2001年にALSと診断され、2003年に気管切開・人工呼吸器装着、胃瘻増設する
訪問看護は週に3回、主治医による訪問診察は2週に1回

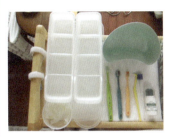

A氏の使用物品

すすぎ用の4つ仕切りのある入れ物
歯ブラシはブラシの大きさが違う3本、
ワンタクトブラシ、スワブ、洗口剤

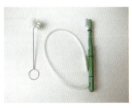 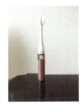

クルリーナ・吸引ブラシ・電動ブラシなど…。これらのほかにもケア用品はある。
患者の状態や口腔内の状態に合わせて物品を選択する。

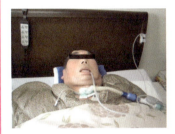 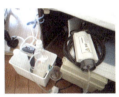

唾液の吸引のために、低圧持続吸引器を常時使用しているが、口腔ケア時も利用。

低圧持続吸引器

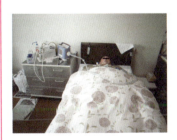

舌の飛び出し・咬舌のために5°のギャッチアップで口腔ケアを行う。
人工呼吸器装着当初はほぼ座位近くまでギャッチアップができた。
ケアの最後に吸引器で口腔内吸引をする。

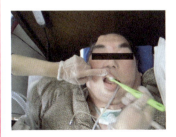 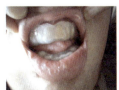

1日4回、時間を決めてヘルパーがケアを行っており舌苔はない。
咬舌のためにマウスピースを装着している。

月に4回、歯科衛生士による口腔ケアと、3カ月に1回、歯科医師による往診

2. 脳血管障害患者

1）脳血管障害患者の特徴

　脳血管障害は、脳の一部が虚血や出血によって一過性または持続的に障害された状態、または脳の血管が病理学的変化により障害された状態で**出血性**と**虚血性**に分けられる。**脳血管障害の7割以上は脳梗塞**である。脳血管障害によって運動麻痺や後遺症を抱えながら生活する患者やその家族にとっての負担は計り知れず、社会に与える影響も大きい。早期診断・早期治療により、**不可逆的変化をきたす前に治療的介入**を行うことが重要である。さらに発症後の合併症の予防として口腔ケアは大切である。

高血圧、糖尿病、脂質異常症や心房細動などは、脳血管障害の基礎疾患でもあるよ！

2）脳梗塞と口腔症状

　意識障害、呼吸障害、運動障害、言語障害、嚥下障害、感覚障害、視野障害、失語や失認など、症状が多岐にわたる。麻痺により、麻痺側の下口唇下垂、口唇閉鎖不全、舌の偏位、頬粘膜の動きの不良、口蓋垂の偏位が起きる。手指に麻痺がある場合は歯ブラシの使用が困難で、口腔ケアが不十分になりやすい。構音障害、摂食・嚥下障害があれば、誤嚥性肺炎を起こす危険もある。さらに治療薬によっては、出血傾向や歯肉の増殖など口腔内に影響をおよぼすことがある。

3）口腔ケアのポイントと実際

　全身症状とADLとの関連を踏まえ、口腔ケアを考える必要がある。①上肢の麻痺や筋力低下があると自力での口腔ケアが難しく、麻痺側口腔内は自浄作用が低くなるた

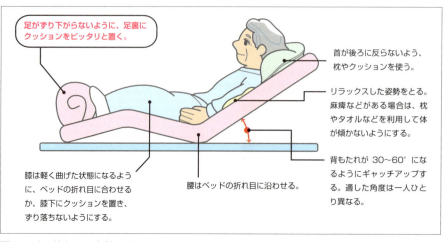

図2　ベッド上での姿勢の例

❹ 神経・運動器系疾患：
筋萎縮性側索硬化症患者、脳血管障害患者への口腔ケア

め、利き手の交換や器具の工夫など**身体状態から口腔ケアを考える**。②**治療内容、気管カニューレ・経管栄養チューブの留置などを考慮して口腔ケア**を行う。③認知機能、注意障害、遂行機能障害、社会的行動障害、うつ状態により口腔ケアを自力で十分に行えない場合は介助が必要となるため、**精神・心理的状態から口腔ケア**を考える。④誤嚥防止のため、体位はなるべく座位をとる。含漱水を口に含むときは健側を下にした姿勢で行うなど、むせないケアを目指し、**姿勢や体位を考慮する**（図2）。

手技紹介 口腔ケアの方法例

誤嚥を防止するためには体位はなるべく座位をとる。足は宙に浮かせたままにするのではなく、必ず足の裏が床につくようにする。

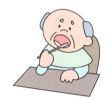
いすに座ることができる場合

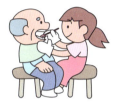
いすに座って前から介助

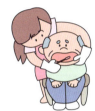
いすに座って後ろから介助

自分でできる部分は行ってもらい、できないことだけを介助する。

・しっかりと深く腰掛けてもらう。
・顎が上がった状態でケアをしない。
・車いすの場合も、フットレストから足を下ろす‥‥足を床にしっかりつける。
・同じ目線の位置でケアをする。
・顎を手で支えてケアをする。

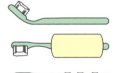
歯ブラシの種類

・麻痺のある人は姿勢が安定しにくいため、枕やタオル、クッションなどを麻痺側に挟み、姿勢がくずれないようにする。
・手指の麻痺などの機能障害のために自分でケアが行えない場合は、柄の大きい歯ブラシなど器具を工夫する。

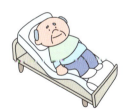
ベッドでの基本姿勢

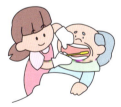
ベッドで横から介助

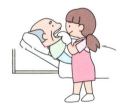
ベッドで前から介助

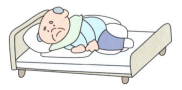
寝たきりの場合

・座位がとれない場合は30～60°くらい（本人に合わせて）ベッドを起こす。
・顔は、健側に向ける。
・ギャッチアップができない場合は側臥位にする。
・顎が少し引いた状態になるように、枕やタオルを頭や首の後ろに挟む。
・膝や足下など身体にも枕やタオルを挟み、体位がずれないように調整する。

第1章　疾患別口腔ケア

■器質的口腔ケアと機能的口腔ケア
1. 器質的口腔ケア…歯・義歯・舌などの口腔清掃。口腔状態・病気の進行に合わせて指導する。
2. 機能的口腔ケア…口腔諸器官の運動。筋の萎縮程度に合わせて訓練する。筋疲労が起きないようにする。

表1　器質的口腔ケア

回数	経口摂取者…食前後 非経口摂取者…1日3回、時間を決めて 　　　　　　1日3回実施が困難な場合は、就寝前に必ず行う 　　　　　　経管栄養を受けている患者では、栄養剤注入直後のケアは避ける
ケア物品	患者の口腔内の状況や経済状況に応じて選択する 場合により組み合わせて選択する
ケア時の体位	頸部を前屈できるように調整 側臥位では健側を下にした体位 座位では足底をしっかり床面に つけて体幹を保持し安定した体位（図3）

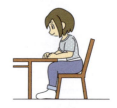

図3　前かがみで踵がつく姿勢

表2　機能的口腔ケア

回数	経口摂取者…食前に 非経口摂取者…時間を決めて1日3回
嚥下体操	頸部の屈曲・伸展・回旋（図4） 肩部の挙上・下降（図5） 口唇・頬の開大・閉鎖（図6） 舌の前後・左右・上下運動など（図7）
構音訓練	パ・タ・カの発音や会話（図8）

図4　　　　　　　　　　　図5

図6　　　　　　　図7

図8

（水谷聖子・森本深雪）

第1章　疾患別口腔ケア

5　悪性腫瘍の治療を受ける患者への口腔ケア

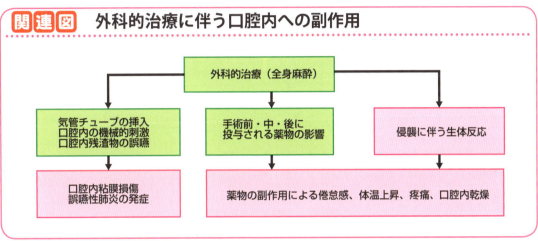

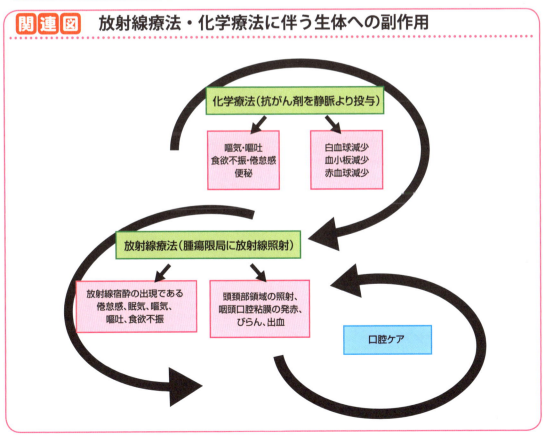

1）悪性腫瘍の概要

悪性腫瘍（malignant tumor）は、一般にがん、悪性新生物とも呼ばれている。わが国の主要4死因は悪性新生物、心疾患、肺炎、脳血管疾患であるが、悪性新生物は、昭和56年（1981年）以来死因の第1位を占めていて一貫して増加の傾向を示している[1]。

腫瘍細胞または細胞集団は、正常の成長から逸脱し、自然に破壊するという正常管理が不能となる細胞群であり増殖し続ける。腫瘍は、悪性と良性に分類され、悪性腫瘍（がん）は、基本的にすべての臓器、組織に発生する。上皮細胞にできる「がん」と、非上皮性細胞にできる「肉腫」に大きく分類され、造血器にできるものもある（**表1**）。発生頻度は、肉腫に比べがん腫のほうが圧倒的に多い。

良性腫瘍は、ゆっくり発育し、浸潤、転移は見られず原発部に限局する場合が多い。悪性腫瘍に見られる正常組織の栄養を吸収する「悪液質」となることもない。

表1　腫瘍の分類と特徴

		悪性腫瘍	良性腫瘍
分類	上皮性細胞	肺がん、胃がん、大腸がん、子宮がん、乳がん、卵巣がん、肝臓がん、頭頸部などのがん	乳頭腫、線腫、嚢線種、ポリープなど
	非上皮性細胞	骨肉腫、軟骨肉腫、横紋筋肉腫、線維肉腫、平滑筋肉腫、血管肉腫、脂肪肉腫（白血病、悪性リンパ腫、骨髄など）	骨腫、軟骨腫、横紋筋腫、線維腫、平滑筋腫、血管腫、脂肪腫
特徴	増殖速度	早い	遅い
	浸潤と移転	あり	なし
	悪液質	あり	なし

2）悪性腫瘍の治療と生体への影響（図1）

悪性腫瘍の治療は、その病態において、外科療法、放射線療法、化学療法、併用療法が選択されていが、治療に伴うさまざまな有害事象が知られていて、口腔衛生不良にも影響し、場合によっては呼吸器感染症の発症も引き起こす。一方、口腔ケアにより口腔衛生状態を改善することにより、呼吸器感染の発症を低減させたとする報告もある[2), 4)]。

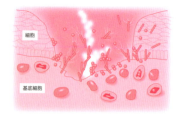

図1　化学療法や放射線による粘膜の障害部位に細菌が定着する
Sonis ST, et al. Perspectives on cancer therapy-induced mucosal injury. athogenesis, measurement, epidemiology, and consequences for patients. Cancer 2004；100（9）：1995-2025. より引用改変

（1）外科療法と口腔ケア

外科治療、特に全身麻酔によって手術を受ける患者は、麻酔開始時に挿管チューブが挿入される。挿入時には、舌の汚染を気道に押し込む誤嚥性肺炎のリスクが生じる。手術後も、手術で使用された薬剤や挿管の影響により口腔内が乾燥するため、口腔ケアをする必

要がある。そのため、術前から口腔内を清潔に保ちリスクを低減する必要がある。

周術期口腔ケアは術後感染症の抑制の効果があることから、2012年から診療報酬「周術期口腔機能管理料」が新設された。

(2) 放射線療法と副作用

放射線治療による有害反応には、治療した部位に生ずる局所反応が多く、なかでも、頭頸部領域の咽頭口腔粘膜、鼻腔粘膜、食道粘膜などの照射は、口腔内に発生するリスクが高い。早い段階から発赤、浮腫が生じる。症状が進むと、びらん、出血、疼痛も見られ、十分な開口ができず食事がとれないばかりか、会話や日常生活にも影響を及ぼす（表2）。

有害反応の出現時期は、3カ月までに起こる早期反応と数カ月以降に起こる遅発性反応がある。時に、倦怠感、眠気、食欲不振、嘔気・嘔吐などの症状が出る放射線宿酔と呼ばれる全身反応を生じることもある。

表2 放射線療法段階別有害症状と対応

段階	症状	観察	対処方法
0	・変化なし		照射後1時間程度アイシング
1	・かすかな発赤 ・ざらざら感 ・軽い口内乾燥	①粘膜の発赤 ②味覚の変化 ③口内乾燥	・含嗽 ・口内乾燥軽減 　吸入・加湿器・マスク
2	・軽い口内痛 ・点状偽膜	①痛み 　口腔、咽頭、嚥下 ②口内乾燥増強 ③口臭	・疼痛緩和 ・高カロリー栄養剤の補食の活用
3	・強い口内痛 ・嚥下時痛 ・広い偽膜形成 ・粘膜びらん	①痛み増強 　口腔、咽頭、嚥下 ②体重減少 ③睡眠状況	・積極的な疼痛緩和 　座薬や鎮痛剤の使用を含む ・必要な栄養補給への援助、補液など ・照射一時中止
4	・潰瘍 ・出血 ・壊死	①潰瘍の状況 ②出血の状況 ③呼吸の状況	・鎮痛剤使用の疼痛緩和 ・経管栄養、経静脈栄養 ・照射一時中止

(3) 化学療法と副作用

化学療法による副作用は、嘔気・嘔吐、倦怠感、脱毛などがあげられるが、口腔にも影響がある。口腔内に出現した口内炎は、経過によっては味覚異常や強度の接触痛を起こし、食事がとれないばかりか、疼痛のため開口障害が生じ、含嗽や会話もできない（図2a・b）。口腔の清潔は保てず、炎症は悪化する悪循環に陥る。また、このような口腔の有害症状をグレードで示し、治療の進行の目安にもされる。強い有害反応が出現した場合は、治療を中止し、回復後、治療が再開される（表3）。

そして、化学療法による骨髄抑制は、免疫機能を低下させ、日和見感染として口腔内にカンジダ症も高頻度に出現する。それだけでなく、骨髄抑制による出血傾向は、

第1章　疾患別口腔ケア

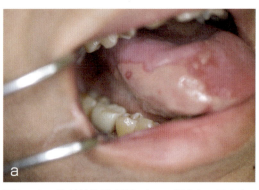
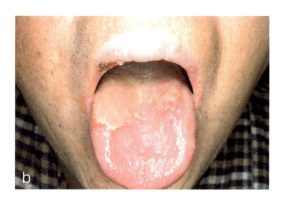

図2a・b　放射線化学療法によって起きた、口内炎

表3　化学療法による有害反応

投与からの日数	有害反応
1〜2日	倦怠感、発熱、嘔吐
7〜14日	骨髄抑制（血液像↓）、口内炎、下痢
14〜28日	血液毒性、臓器障害、膀胱炎、脱毛、皮膚
数カ月〜数年	肺線維症、うっ血性心不全

口腔ケアによる口腔内粘膜からの出血を引き起こし、生じた傷より日和見感染を防止できるよう、口腔ケアが必要となる（図3）。

　白血球は血液中に4,000〜9,000/mm^{3}あり、そのうち、好中球は2,000〜7,500/mm^{3}ある。白血球が2,000/mm^{3}以下、好中球が1,000/mm^{3}以下になると、感染の頻度が増加する。好中球は、抗がん剤投与後、約7〜14日頃に最も減少する。

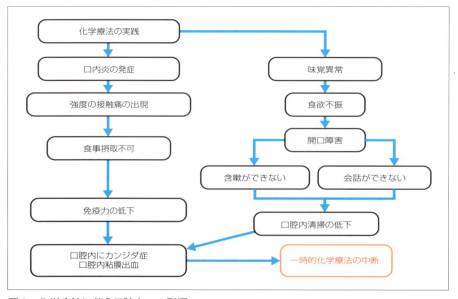

図3　化学療法に伴う口腔内への影響

3）悪性腫瘍の治療における有害反応と必要なケア（表4）

　悪性腫瘍における口腔ケアの意義は多義に及び、口腔粘膜炎、口腔感染症、味覚障害、歯肉出血、放射線口腔乾燥症、放射線う歯などがある。なかでも口腔粘膜炎は、発生頻度が高く患者を最も苦しめる。化学療法を受ける患者の40％に発症し、その半分に輸液、鎮痛剤の投与、治療内容の変更がされている。口腔は、食道、気管の入り口であることから、口腔ケアによって呼吸器合併症のリスク軽減に寄与できる。

表4　看護ケア・口腔ケアの注意点

	症状	看護ケアと注意点	口腔ケアと注意点
白血球減少	1. 抗がん剤投与後7〜14日で出現し、正常に回復するのに3〜4週間かかる 2. 白血球の6割を占める好中球の主な役割は、感染病原体の防衛・排除である。好中球の低下は易感染状態をまねく 3. 易感染状態は、普段問題とならない口腔・消化管などの常在菌が病原体となる	1. 白血球1000/mm³未満・好中球500/mm³以下では、高機能微粒子フィルター装備の病室管理あるいはそれに準ずる対策 2. ＊G-CSF：顆粒球（好中球の前）を増殖させる薬の投与 3. 医療器具は個人専用、生花の持ち込み禁止 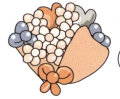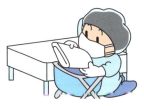（生花の代わりにバルンアート（風船）などのお見舞もあります。） 4. 衣類・リネンは一般的な洗濯とするが、シーツ交換時はほこりをまき散らさない	1. 口腔粘膜炎、口腔感染症を予防する 2. 歯磨きと含嗽の励行（軟らかい歯ブラシの使用、含嗽回数：最低3回/1日、7回/1日程度） 3. 痛みが強い場合は、鎮痛剤含有の含嗽剤の提供や鎮痛剤の使用や経口栄養剤を利用する
血小板減少	出血傾向を呈する（口腔、鼻腔、頭蓋内、消化管、泌尿器、皮膚では点状出血・紫斑）	1. 血小板が2万/mm³未満は血小板輸血を行う 2. 出血しやすい部位の観察（＊排便時いきむと肛門から出血することもある）	歯肉出血には愛護的に扱うブラシは軟らかいものを選択する ひげ剃りの禁止
赤血球減少	倦怠感、めまい、息切れ（長期の抗がん剤投与）	1. Hb8.0g/dL以下を目安に輸血を行う 2. 起立性低血圧に注意する	
その他	味覚障害 嘔気・嘔吐	食事が進まない場合は、病院食にこだわらず食事内容を工夫する	

（東野督子）

第1章 疾患別口腔ケア

6 精神疾患をもつ患者への口腔ケア

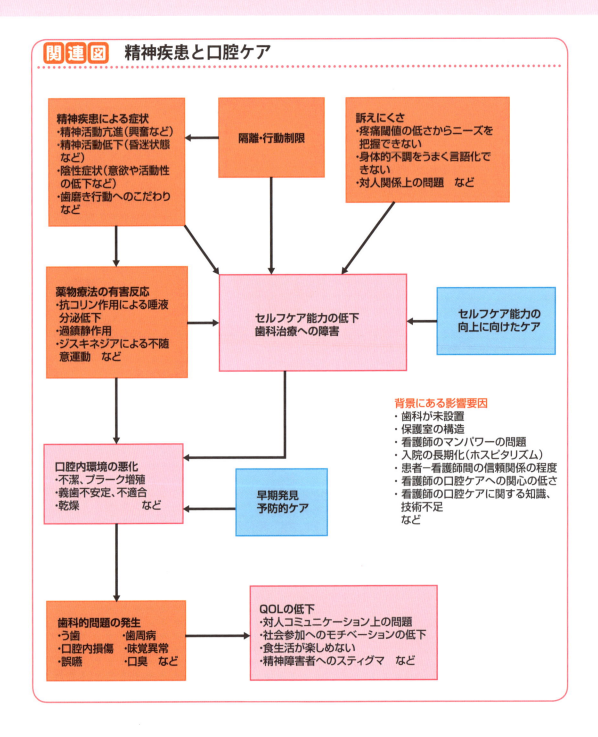

関連図 精神疾患と口腔ケア

1）精神疾患の概要

うつ病や統合失調症などの精神疾患の患者数が、平成23年（2011年）には約320万人にのぼり、糖尿病やがんなどの患者数を上回っている。また、社会的問題となっている自殺者（自死）の多くは何らかの精神疾患を罹患していた可能性があるとされている。このような現状を踏まえて平成23年（2011年）以降、がん、脳卒中、心臓病、糖尿病に、精神疾患を加えて5大疾病として国の医療対策を強化することとなった。

主な精神疾患の一つである統合失調症は、内因性の精神障害であり、一般には10歳代後半から30歳代前半に発病することが多い。主な症状は、幻聴などの知覚の障害、妄想などの思考の障害のほか、感情の障害、意欲や行動の障害などに分類されるが、患者が体験する症状は個々によりさまざまである。また、経過の特徴として、発病後に治療によって症状が安定しても慢性化したり、再発を繰り返したりする場合も少なくないため、長期的な治療や療養が必要となることもある。このような症状の慢性化や再発は日々の生活にも影響を及ぼし、口腔ケアを含む日常生活の障害、対人関係の障害、就労の障害といった「生活のしづらさ」につながっている。

精神疾患をもつ人々にとって、口腔の状態を健康に保つことは生きる力にも直結するため、特にQOLの向上という観点からも重要である。

2）精神疾患と口腔症状の関連

（1）セルフケア能力の低下の影響

急性期では、精神状態悪化に加えて保護室での**隔離・身体拘束**や抗精神病薬の**鎮静作用**によってセルフケアが困難になる。一方、慢性期では、意欲や活動性の低下といった陰性症状の影響から清潔ケアや口腔内の状態への関心が低下したり、長期入院患者の場合は**ホスピタリズム**の影響によって日常生活上のセルフケア能力が低下することもある。セルフケア能力の低下は、口腔内環境の悪化を引き起こし、う蝕の進行や歯肉の炎症・腫脹など歯周病の発生の要因となりえる。また、統合失調症患者は、**痛みの感受性**が低下して、歯科的問題が生じても痛みを感じにくいために、受診するというセルフケア行動に至らない場合もある。

> **POINT**
> ホスピタリズム（施設症）とは閉鎖的な病院や施設で長期間生活することによって引き起こる、意欲低下、無関心、社会性の低下などの症状のこと。

（2）向精神薬の有害反応（副作用）の影響

患者にとって薬物療法は重要な治療の一つであるが、一方で抗精神病薬、抗うつ薬、抗不安薬、気分安定薬、睡眠薬といった**向精神薬**のさまざまな有害反応は口腔内の状態にも影響を与える。

たとえば、向精神薬に共通する**抗コリン作用**によって**唾液分泌が減少**し、口腔内が乾燥することによって誤嚥や味覚異常を誘発したり、口腔内自浄作用の低下につ

ながるため、う歯や口臭の原因にもなる。また、**抗精神病薬**の長期投与による有害反応の一つである**錐体外路症状**に起因して起こる**遅発性ジスキネジア**は、口をもぐもぐさせる、舌を出して左右に動かすなどを呈することがある（**図1**）。持続的な不随意運動であるため、義歯が合わなくなったり、口腔内を損傷する原因にもなりえる。

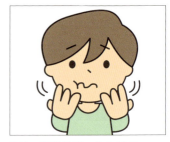

図1　遅発性ジスキネジア

3）口腔ケアのポイントと実際

（1）早期発見と予防的ケア

精神状態悪化時は、薬物による過鎮静状態や身体拘束などによってセルフケアが困難であるため、援助者による早期発見と予防のためのケアが重要である。このような状態では**廃用症候群**のリスクが高まるので、食事を摂取していなくても看護師によって歯磨きを補助して確実に口腔ケアを行い二次感染を防ぐ。誤嚥を起こしたり、粘膜を傷つけないようスポンジブラシなどを使用して歯茎、舌、頬の内側などの汚れを取り除くと良い（**図2**）。特に、保護室のケアでは精神症状に目が向きがちとなるが、看護師が口腔内の状態に関心をもってケアを行うことは、保清だけでなく、患者が生活リズムや現実感を取り戻したり、快の体験を通して患者－看護師間の信頼関係の構築にもつながる。

> **POINT**
> 廃用症候群とは長期にわたる安静状態によって引き起こるさまざまな心身の機能低下のこと。

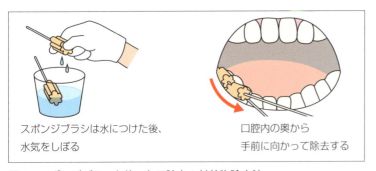

スポンジブラシは水につけた後、水気をしぼる

口腔内の奥から手前に向かって除去する

図2　スポンジブラシを使った口腔内の付着物除去法

（2）セルフケア能力の向上に向けたケア（表1、図3）

精神状態の回復に伴って、患者は徐々に清潔ケアにも関心をもち、自分で歯磨きを行えるようになってくるので、患者のセルフケア能力に合わせてアプローチする。

（3）病い Illness の経験への着目

これまで述べてきたケアは医学モデルを基に捉えた**疾患 Disease** に焦点をあてているために、時にはそのケアが患者には納得できず満足度や効果が低いものになってしまうことがある。

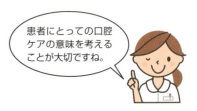

患者にとっての口腔ケアの意味を考えることが大切ですね。

表1　セルフケア能力の向上に向けた具体的なケア

> 患者の回復過程に沿って進めていくことが重要です。

①患者のセルフケアの状況と口腔内の状態を確認する
②歯ブラシや歯磨剤などの道具の状態を確認する
③セルフケアの習慣化を促進する
・口腔ケアの必要性を伝える
・口腔ケアによる爽快感や清潔感などの心地良さと口腔ケアのメリットを実感できるよう声をかける
④セルフケアによる歯磨きが不適切な場合
・鏡を見ながら適切な方法を具体的に伝える
・必要に応じて仕上げを看護師が代行する
⑤義歯を装着している場合
・清潔そうに見えても食物残渣やデンタルプラークが付着していることもあるため、患者の管理方法を確認したうえで、適切な洗浄方法を理解してもらえるよう働きかける
⑥唾液分泌減少により口臭がある場合
・唾液は咀嚼などの刺激でも分泌されるため食物をよく噛むことを伝える
・保湿剤配合のデンタルリンスの使用、就寝時のマスク装着、**唾液分泌を促すマッサージ**などの対症療法的なセルフケアの方法を紹介する
・精神的な緊張によっても唾液の分泌が抑制されるので、日頃からストレスをためない生活を送るための対処方法についても確認し、必要に応じてストレス解消法を一緒に検討する
⑦歯磨きなどのセルフケアを促しても拒否する場合
・無理に勧めずコミュニケーションを図って拒否する理由を探る
・患者－援助者間の信頼関係が構築できていないことが影響する場合もあるので、柔軟に対応する
・患者は自分の口腔の状態や治療について一見無関心に見えても、機会があれば回復を望んでいる場合もあるので、歯磨きに対してどうしても抵抗がある場合は、まずは含嗽、白湯やお茶を飲むことを勧めてみる

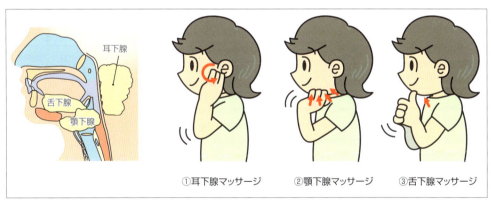

①耳下腺マッサージ　②顎下腺マッサージ　③舌下腺マッサージ

図3　唾液腺マッサージの方法

それは、患者によって生きられ、語られる**病い Illness**の経験[1]との間にズレが生じているためである。病いの語りを聴くという姿勢をもって、疾患や病態に基づくケアの意味だけでなく、患者にとっての口腔ケアの意味や価値を吟味することが看護する者の視点として重要である。

（石川かおり）

第1章 疾患別口腔ケア

7 認知症患者への口腔ケア

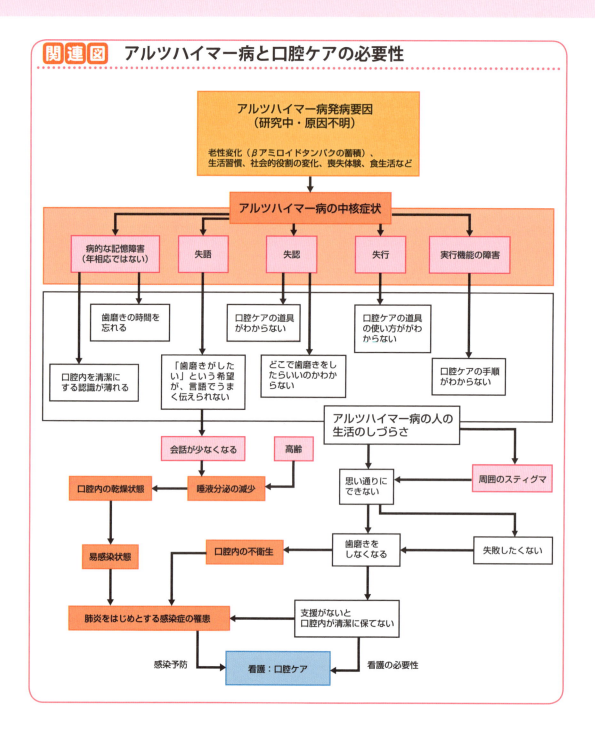

関連図 アルツハイマー病と口腔ケアの必要性

❼ 認知症患者への口腔ケア

1）認知症の特徴

　認知症は「脳疾患による症候群であり、通常は慢性あるいは進行性で、記憶、思考、見当識、理解、計算、学習能力、言語、判断を含む多数の高次皮質機能からなる症候群」とICD10[1]では定義されている。

　このように認知症は、病名ではなく症候群で、認知症状をきたす疾患は多種に及んでいる（表1）。そのなかで、アルツハイマー型認知症、レビー小体型認知症、脳血管性認知症、前頭側頭葉型認知症の4疾患を『認知症の4大疾患』と呼び、狭義でこれらの疾患のみを指して認知症ということが多い（表2）[2]。

　認知症に見られる認知機能障害の症状は、障害される脳の部位と密接に関連しており（図1）、中核的な認知機能障害の症状が出現することによって、日常生活に支障をきたすようになるのが特徴である。認知症の人は、今までできていた些細なことがうまくできなくなるため、他者から「何も理解できない」「伝えても無駄」と思われ、**役割や、能力を奪われがち**である。また、認知症の人本人は、他者の評価以上に自分ができないことを恥じたり、悩んだりしており、**意欲低下に陥りやすくなる**。認知症の看護に求められるのは、脳の障害された部位の働きと、現れている症状を理解しつつ、**残存機能を最大限発揮できるように支援を工夫する**ことである。

> **POINT**
> 【後見人】
> 認知症や精神疾患患者には、後見人が定められていることがある。基本的に、後見人は、財産管理（治療費など）を担当。したがって、入院や手術などに関する権能はない。

第1章 疾患別口腔ケア

表1　認知症状をきたす代表的な疾患

原因	疾患名
神経変性疾患	アルツハイマー型認知症、レビー小体型認知症、前頭側頭葉型認知症、進行性核上性麻痺、大脳皮質基底核変性症
脳血管障害	脳梗塞、脳出血、脳動脈奇形、モヤモヤ病
感染症　炎症	脳炎・慢性髄膜炎、神経梅毒、エイズ、クロイツフェルトヤコブ病、膠原病、進行麻痺など
頭蓋内病変	正常圧水頭症、慢性硬膜下血腫、脳腫瘍　など　※頭部外傷でも生じる
代謝障害　内分泌異常	肝障害、腎障害、糖尿病、甲状腺、副甲状腺機能低下、副腎機能、電解質異常（Na、Ca、K、Mg）
低酸素性障害	心疾患、呼吸器疾患、一酸化炭素中毒
ビタミン欠乏症	ビタミンB_1・B_2、葉酸、ニコチン酸
中毒性疾患	薬剤（抗精神病薬、抗うつ薬、催眠鎮静薬、抗パーキンソン薬、抗コリン薬、抗てんかん薬、抗腫瘍薬、副腎皮質ホルモン　など）、金属（鉛、有機水銀　など）
精神科疾患	うつ病（仮性認知症）

国立長寿医療センター看護部高齢者看護開発チーム．認知症患者の看護マニュアル．2009．より引用改変

第1章　疾患別口腔ケア

表2　『認知症の4大疾患』に関連した認知機能障害

疾患	障害される部位	中核的特徴	生活のしづらさ
アルツハイマー型認知症	側頭葉	近時記憶障害	あったことがすっかり抜け落ちる
		言語理解の障害	コミュニケーションがうまくとれない
		失認	使える用具などが何かわからない
	頭頂葉	視空間認知の障害	距離・方向感覚がつかめない 道に迷って帰れない 転倒しやすい　など
レビー小体型認知症	後頭部	視覚認知の障害	錯視・錯覚、幻覚が出現しやすい
	脳幹	パーキンソン症状 意識レベルの変化	転倒しやすい　など
脳血管性認知症 前頭側頭型認知症	前頭葉	作業記憶の障害 遂行機能障害	注意散漫 自発性の低下、計画を立てて行動できない　など
	側頭葉前部	意味記憶障害	物の名前が言えない　など

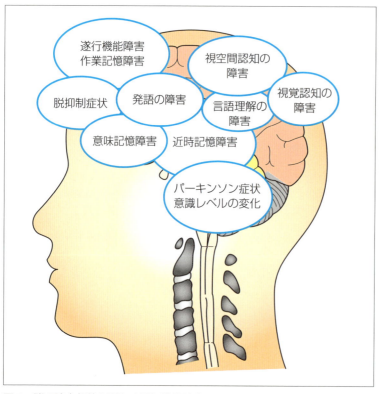

図1　脳の障害部位と現れる認知機能障害
東京都健康長寿医療センター．地域の潜在認知症患者の早期診断に関する調査研究事業報告書．2009．より引用改変

❼ 認知症患者への口腔ケア

2) 口腔ケアのポイントと実際

　認知症状は、記憶と大きく関係しており、心理学では、記憶を「記銘」「保持」「想起」の3段階に分けて区別している。この記憶の3段階を考慮した口腔ケアの具体的な一案を図2にまとめた。

　認知症の人は、新しい記憶や短期記憶は障害されるが、長期記憶や日々の生活のなかで継続してきた手続き記憶は鮮明に残っていることが多く、個別的な成育歴などを把握し、その人の**納得いく口腔ケアの方法を見出し提供する**ことが大切である。しかし、重度になり清潔行動の認識も薄れ、洗口剤による含嗽のみや、含嗽水の吐き出しが難しくなった場合には、緑茶の飲用によって、口腔ケアを行うときもくるだろう。しかし、どのような働きかけでも、**認知症の人本人が納得し、できるかぎり本人の能力を引き出し、自立した口腔ケアの提供が求められる。**

> **POINT**
> 患者本人の豊かな感情に働きかけ、一つずつの行動を納得しているか確認し、もてる力を奪わないように口腔ケアを進めることが大切。

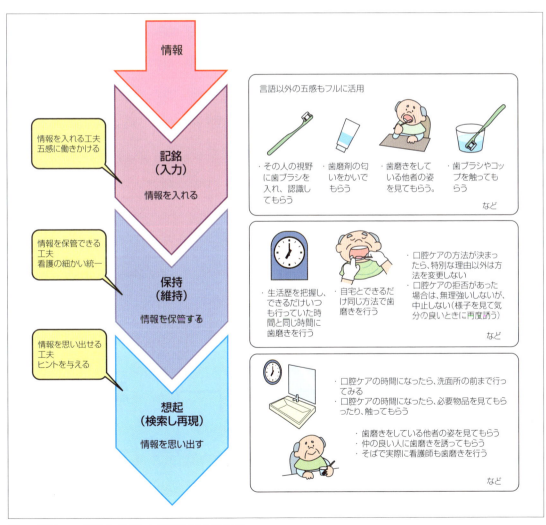

図2　記憶の3段階を考慮した口腔ケアの具体案

（窪内敏子）

第1章 疾患別口腔ケア

8 腎疾患患者、心疾患患者、終末期にある患者への口腔ケア

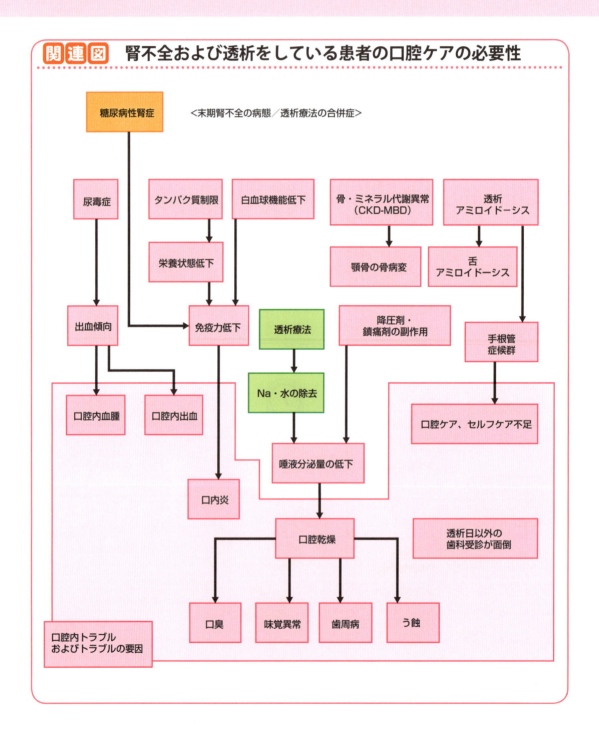

関連図 腎不全および透析をしている患者の口腔ケアの必要性

❽ 腎疾患患者、心疾患患者、終末期にある患者への口腔ケア

1. 腎疾患患者

1) 腎疾患の特徴

(1) 慢性腎不全の概要と看護

慢性腎不全の保存期の患者に対しては、腎不全の進展や合併症の発症を予防するために、食事療法や運動療法、薬物療法など日常生活上のセルフマネジメントが最も重要になる。末期腎不全状態になると透析治療が必要になる。その合併症として腎性貧血、骨ミネラル代謝異常（CKD-MBD）、心血管系疾患、後天性腎囊胞、透析アミロイドーシスなどが起こる。透析や心血管系の合併症を予防するために、水分・食事管理をはじめとしたセルフマネジメントを継続して行っていけるよう支援していく必要がある。

(2) 慢性腎不全および透析をしている患者の口腔ケアの必要性

慢性腎不全および透析をしている患者の口腔内の問題として、**口腔乾燥**（図1）、**味覚異常**などがあげられる。口腔乾燥は、透析患者の唾液分泌能が低下していることに起因すると考えられている。また、高血圧や心血管系の合併症に対して降圧剤や利尿剤を服用している場合、その副作用により唾液量が低下するなど複合的である。味覚異常は、唾液量の減少による口腔乾燥や味蕾の数の減少が原因と考えられている。味覚異常があると患者にとっては食の楽しみが奪われ、QOLに影響する。

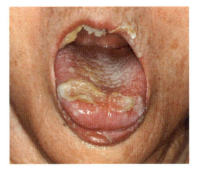

図1　口腔乾燥

末期腎不全および透析をしている患者の合併症として、骨ミネラル代謝異常（CKD-MBD）があり、**顎骨の変化や歯の異常**などが生じる。また、透析アミロイドーシスもあり、手根管症候群や肩関節炎により**手関節や肩関節の痛み**が起こる。痛みにより、**口腔内の清潔が十分できない**可能性もある。

さらに、**1週間のうち3日間は透析に拘束される**という状況や病態の複雑性から、**歯科治療および口腔ケアが十分でない**状況も考えられる。

2) 口腔ケアのポイントと実際

(1) 口腔内の観察

口唇、粘膜、歯肉、舌の観察や口腔内の乾燥、痛みの有無、口臭を自身でセルフモニタリングする。透析をしている場合は、看護師が口腔内の観察を行う（**口腔乾燥の臨床診断基準はP.143の参考資料に示す**）。また、う歯や歯周病があれば、早期に歯科受診するように指導する。

> **POINT**
> 【セルフモニタリングのポイント】
> 口が乾く、舌が痛い、口がネバネバする、食べにくい、しゃべりにくい、口臭が気になるなど。

（2）口腔ケアの方法（表1）

口腔内の清潔が重要になる。

表1　腎疾患のある人の口腔ケア

症状	ケア	ポイント
口腔内乾燥	含嗽	・洗口液（ノンアルコール）を使用し、頻繁に行う ・「ブクブク」うがい→「ガラガラ」うがいの順に行う
	歯磨き	・歯ブラシ（軟らかめから普通）や歯間ブラシやデンタルフロスを使用する ・ADLの低下あるいはセルフケアが困難な場合、電動歯ブラシやスポンジブラシを使用する ・毎食後と寝る前に行う。透析日や体調不良でも寝る前は必ず行う ・歯肉出血のある場合、過度な圧を加えず行うようにする ・歯磨きをしなければ炎症が軽減しないため必ず行うよう指導する
	保湿	・歯磨きの後に保湿剤を塗布する

その他のケアとしては、唾液分泌の促進をするために、舌のストレッチや唾液腺マッサージを行うとよい。

a. 舌のストレッチ：舌を前に突き出したり、その舌を左右に動かす。また、舌を上顎につける運動を行う（図2）。

b. 唾液腺マッサージ：耳下腺、顎下腺、舌下腺を指でマッサージする（P.41参照）。

たとえ体調不良でも、出血があっても、歯磨きを行って清潔にする必要があるのね！

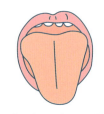 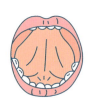 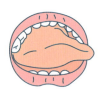

●口を開けたまま舌を前方に突き出す　●口を大きく開けて舌を上顎につける　●口を開けたまま舌を左右に出す　●口を開けて舌先で唇をなめる

図2　舌のストレッチ方法
財団法人8020推進財団．はじめよう口腔ケア．2000；10．より引用改変

2. 心疾患患者

1）心疾患の特徴

（1）心筋梗塞の概要と看護

心筋梗塞は、冠動脈血流の急激な減少または冠動脈の閉塞により心筋の壊死をきたした病態である。適応があれば、経皮的冠動脈インターベンションなどの再還流療法を行う。再発予防として薬物療法を継続する。必要となる看護として、急性期は、合併症の早期発見、安静の保持、苦痛の緩和、不安の軽減を行っていく。回復期・慢性期には、心臓リハビリテーションを行う患者に対する心身の支援、再発予防のための日常生活指導が必要になる。

（2）心筋梗塞患者の口腔ケアの必要性

心筋梗塞の治療・処置に伴って、酸素投与による**口腔内の乾燥**が生じる。また、摂食制限・安静制限により、**唾液分泌の低下や口腔内のセルフケアが困難**になるため、分泌物の付着、舌苔などが生じる。さらに、**抗血栓薬の投与による口腔内・歯肉の出血**が考えられる。急性心筋梗塞の発症時に重篤であれば、人工呼吸管理を行う場合もある。早期から人工呼吸器関連肺炎（VAP）を予防するかかわりが重要になる。

歯周疾患が冠動脈疾患のリスクになることが言われており、口腔ケアは冠動脈疾患の発症と進展を抑制する可能性が示唆されている。

2）口腔ケアのポイントと実際（表2）

口腔内や肺炎などの合併症を予防するためにも、**早期からの積極的な口腔ケアが重要になる**。

表2 心疾患のある人の口腔ケア

症状	ケア	ポイント
口腔内乾燥	含嗽（頻回に） 歯磨き	・保湿成分配合の洗口液を使用する ・含嗽後、保湿剤を塗布 ・セルフケアが困難な場合、介助で口腔ケアを行う ・急性期は、ケアによる血圧への影響がないよう注意する
口腔内出血 歯肉出血	軟らかい歯ブラシやモアブラシあるいはスポンジブラシによる口腔ケア	・歯肉を傷つけないよう意識して、歯と歯肉の境目を軽い力で小刻みに動かして磨くよう指導する。過度な圧はかけないよう磨く（P.123～P.124 参照） ・抗血栓薬の投与を確認をする。PT-INR値（プロトロンビン時間国際基準化比）を把握する

3. 終末期にある患者

1) 終末期の特徴

(1) 終末期にある患者の概要と看護

終末期は、疾病が進行して身体機能が悪化し、死が避けられないことが明らかになっている時期である。この時期には、身体的にも苦痛症状が増え、日常生活動作も自立して行うのが困難になってくる。患者のQOLの維持・向上を目指して支える必要がある。

(2) 終末期にある患者の口腔ケアの必要性

終末期患者の口腔内は、全身状態の悪化やそれに対する治療の影響により、さまざまな問題が生じる。口腔内の症状に対して、ほとんどの場合、根本治療は困難であり、対症療法が行われる。

①口腔乾燥

終末期患者は経口摂取量の減少やそれによる脱水、抗うつ剤や鎮痛剤などの薬剤による副作用により、唾液分泌量が低下し、口腔乾燥が起こる。また、身体機能の悪化に伴う口呼吸や酸素吸入によって、口腔内の水分が過剰に蒸発することも原因となる。口腔乾燥は、う蝕や歯周病、粘膜の炎症などを引き起こす可能性があるため、口腔乾燥を予防することが重要になる。

②舌苔・口臭

舌苔もよく見られる。また口臭は、舌苔内のタンパク質が分解されることで生じる揮発性硫化物が原因と考えられており、舌苔の除去が重要になる。

③カンジダ症

全身状態の悪化やステロイドの使用、口腔乾燥などが要因となり、**カンジダ症**を発症しやすい。

④口内炎

唾液分泌量の低下や栄養状態不良による免疫力の低下により、**口腔粘膜に炎症**が生じやすい。また、義歯使用者は、**るいそうによる義歯の不適合**となる症例が多く、義歯が口腔粘膜に刺激となり、炎症を発生させる場合があるため注意を要する。

2) 口腔ケアのポイントと実際 (表3)

口腔内のトラブルにより苦痛を増やさないよう清潔を保つ。また、ケアによる苦痛を生じさせない、あるいは最小限にできるよう方法を工夫する。

❽ 腎疾患患者、心疾患患者、終末期にある患者への口腔ケア

第1章 疾患別口腔ケア

表3 終末期にある患者の口腔ケア

患者の状態	ケア	ポイント
口内乾燥・口内炎のある場合	歯磨き（疼痛増強時含嗽） 口腔内清掃 口腔内保湿 必要時鎮痛剤使用	・軟らかい歯ブラシあるいはスポンジブラシ、モアブラシを使用する ・舌苔除去のために舌ブラシを使用する ・出血部や炎症部位は、避けて清掃する ・湿潤剤配合の洗口液やジェル状保湿剤を塗布する ・口内炎のある場合、義歯の使用は控える ・食事は軟らかいもの、小さく刻んだものにする

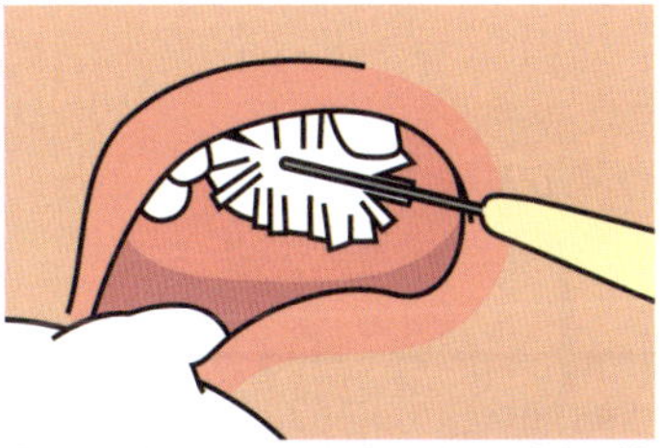

①口腔内の汚れや古い保湿剤を簡単に除去する。口腔ケアウェッティを巻き付けた指あるいはくるリーナブラシなどを使用

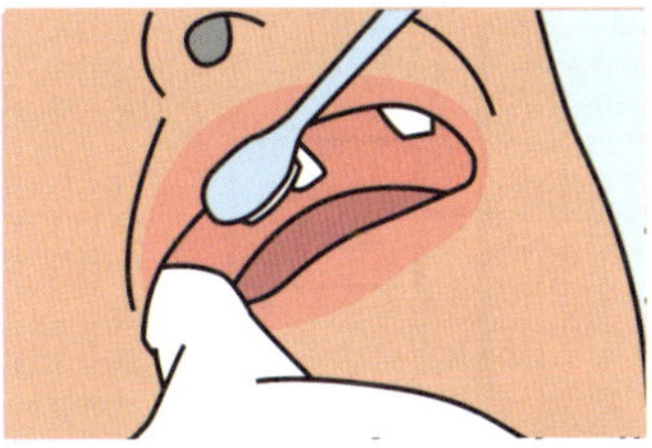

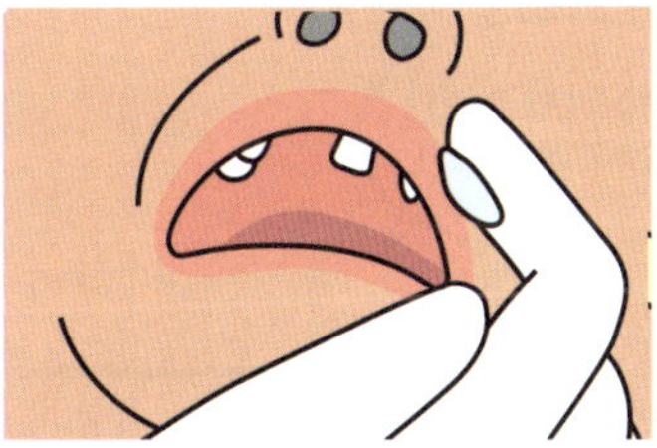

②新しい保湿剤を塗布（保湿を十分に行う）

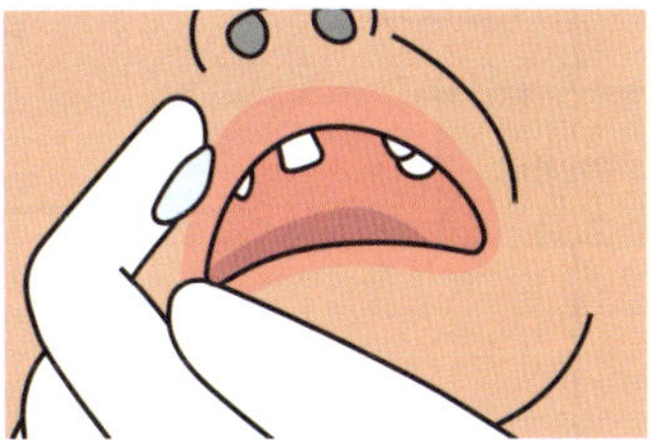

③十分保湿後、きれいに清拭し、汚れを除去する。可能であれば柔らかめの歯ブラシやスポンジブラシを使用

④新しい保湿剤を塗布

患者の状態	ケア	ポイント
セルフケアが困難な場合	介助にて口腔ケアを実施	・疼痛が強い場合、患者や家族と相談し、口腔ケアを行う時間を設定する ・ケアにより開口痛や嘔気を誘発する場合、無理のないようゆっくり行う ・小さなヘッドの歯ブラシを使用する ・短時間で行う

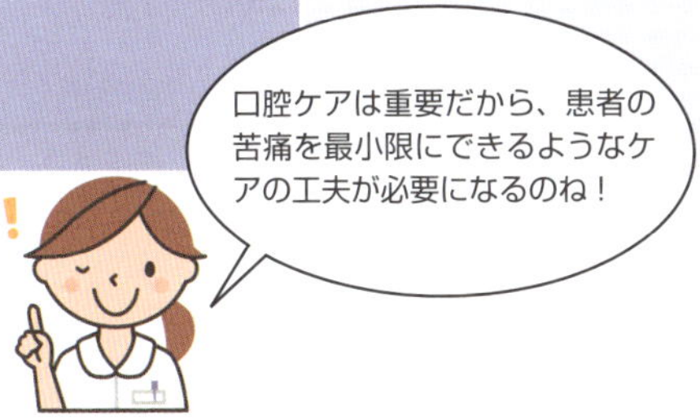

口腔ケアは重要だから、患者の苦痛を最小限にできるようなケアの工夫が必要になるのね！

（大野晶子）

第1章 疾患別口腔ケア

9 肝臓・胆道・膵臓疾患をもつ患者への口腔ケア

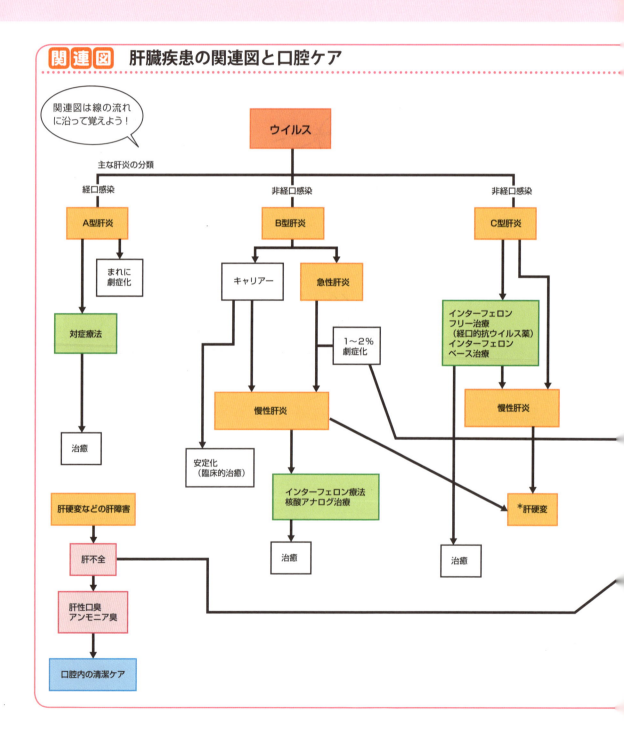

関連図 肝臓疾患の関連図と口腔ケア

❾ 肝臓・胆道・膵臓疾患をもつ患者への口腔ケア

> **POINT**
> 肝臓疾患における出血傾向は、主に血小板数減少と血液凝固障害が関与している。その主な疾患は、劇症肝炎と肝硬変である。また出血には、常時出血が見られる場合と刺激時出血する場合があるので状態に応じてケアを実施する。日常的な口腔ケアにより、口腔内の乾燥を防ぎ清潔の保持は呼吸器を含む二次感染の防止にもつながり重要である。

第1章 疾患別口腔ケア

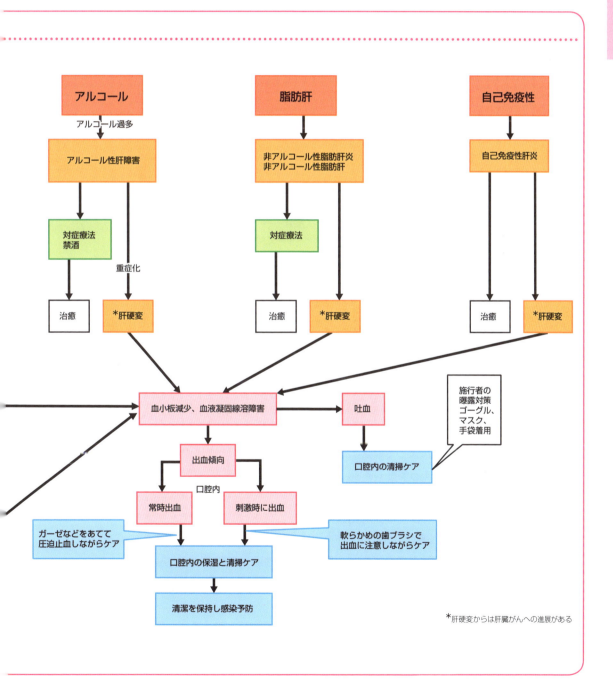

*肝硬変からは肝臓がんへの進展がある

1) 肝臓・胆道・膵臓疾患の特徴

(1) 肝臓・胆道・膵臓の解剖生理（図1）

　肝臓は右上腹部肋骨弓下で横隔膜直下に位置する腹部最大の臓器で、重量は1,200～1,500g程度である。肝内の脈管には、門脈や肝動脈、肝静脈、胆管がある。

　肝臓は胆嚢と下大静脈を結ぶカントリー（Cantlie）線によって**外科的右葉と左葉に分けられ、8区域に区分される**。

　胆道とは肝細胞から分泌された胆汁が十二指腸に流出するまでの全排出経路をさすが、胆道癌取扱い規約では肝外胆道系を意味する。

　膵臓は胃の背側で第12胸椎から第2腰椎前方の**後腹膜腔に存在する**長さ14～16cmの臓器で、頭部（鉤部を含む）・体部・尾部に分けられる。周囲を種々の脈管、消化管などに取り囲まれている。門脈・上腸管膜静脈の左側縁を境として、右側を膵頭部、左側を二等分し膵体部・尾部とする。

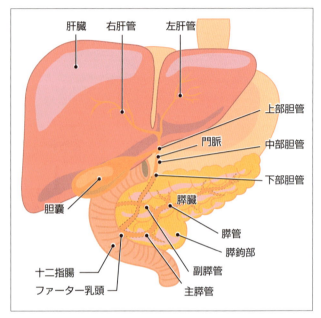

図1　肝臓・胆道・膵臓

(2) 肝臓・胆道・膵臓の病態

　肝疾患は、急性・慢性肝炎、肝硬変症、肝がんが大部分を占める。その他、アルコール性肝障害、脂肪肝、自己免疫性肝炎や薬剤性肝障害などがある。肝炎は、さまざまな原因によって、肝臓内に広範囲に炎症と肝細胞の壊死脱落を起こした状態である。

①急性肝炎

　急性肝炎は、肝炎ウイルスによって起こる肝の急性炎症性疾患で、肝細胞の破壊、壊死、自家融解などを特徴とする疾患である。原因ウイルスはA、B、C、D、E型肝炎ウイルスなどであり、国内においてはA型、B型、C型が主となる。感染経路は、A型、E型は経口感染、B、C、D型は非経口感染であり血液を介して感染し、B型は母子感染などが問題とされ多くのキャリアが存在するが、予防・治療により激減傾向である。C型は輸血後感染が多かったが、最近では急性肝炎の発症はほとんどない。またC型肝炎は慢性化し、肝硬変症、肝がん発生への経路をたどることが多い。治療は安静と食事療法が基本となる。

　症状：悪寒、咽頭痛、発熱などの風邪症状に始まり、全身倦怠感、食欲不振、黄疸、筋肉痛、下痢などの症状を生じることもある。

②**慢性肝炎**

　肝機能障害が6カ月以上持続するものを慢性肝炎と呼び、線維化が進展すると肝硬変症となる。国内では、C型肝炎に起因するものが約70％を占める。治療には、栄養療法や生活指導などが基礎となる。C型肝炎の治療は、インターフェロン治療や抗ウイルス薬が有効とされ、経口薬によるインターフェロンフリー治療も可能となった。B型肝炎では核酸アナログやインターフェロン治療が有効である。

　症状：慢性肝炎の症状は、ほとんどない。

③**肝硬変**

　慢性肝炎から肝硬変へ進行すると黄疸、浮腫、吐血、意識障害などをきたす。

2）看護のポイント

　口腔ケアは肺炎などの呼吸器合併症の予防にきわめて有効である。口腔ケアを行うにあたり配慮すべき肝臓・胆道・膵臓系疾患では、肝疾患や糖尿病などが挙げられる。重症肝炎や肝硬変では、肝臓における凝固因子の産生低下により出血傾向を示すことがある。代謝性疾患の代表でもある糖尿病患者は、細菌に対する抵抗力が弱く、創傷の治癒も悪いためケアの際に注意が必要である。口腔ケアにあたっては**表1**に示したように、全身状態を確認する。

表1　看護のポイント

観察項目	観察内容
（1）感染症の有無の確認	肝炎ウイルスなどの情報を処置前に問診やカルテで確認する
（2）出血傾向の確認	血小板数や血液凝固系の検査データ（PT、APTT、FDPなど）を確認する
（3）易感染性の有無の確認	糖尿病・ステロイド服用中の患者は、易感染性であるため口腔内を傷つけないように注意する。事前に糖尿病の既往の有無、服用薬剤および血糖値やグリコヘモグロビン値（HbA1c）を確認する
（4）栄養状態の確認	手足の浮腫やアルブミン値を確認する

3）口腔ケアの実際

　口腔ケアを実施する手順は**表2**に示したように口腔内の状況を十分に観察したうえで実施する。方法に問題や困難があれば、医師や歯科衛生士に相談する。

第1章 疾患別口腔ケア

表2 出血傾向のある患者の口腔ケアの実際

口腔ケアの手順	内容
(1) 患者の情報収集	①疾患 ②薬剤の使用状況の把握 ③感染症の有無の確認：肝炎ウイルスなどの情報を処置前に問診やカルテで確認する ④出血傾向の確認：血小板数や血液凝固系の検査データ（PT、APTT、FDPなど）を確認する ⑤易感染性の有無の確認：糖尿病・ステロイド服用中の患者は、易感染性であるため口腔内を傷つけないように注意する。事前に糖尿病の既往の有無、服用薬剤および血糖値やグリコヘモグロビン値（HbA1c）を確認する ⑥栄養状態の確認：手足の浮腫やアルブミン値を確認する
(2) 口腔内の観察	出血部位、内出血斑や血腫の有無と状態、粘膜の状態 出血傾向　　出血斑　　血腫
(3) ケアの実施	①出血により、口腔内の汚染が著明な場合は、まず口腔内の**保湿**を行う ②付着物は無理にはがさず、ジェルまたは液状タイプの保湿・湿潤剤で**保湿**してからケアを実施する 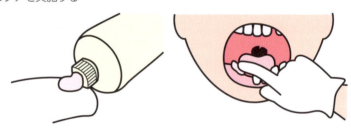 ③保湿後、ブラッシングは**軟らかめの歯ブラシ**を使用し、**出血に注意**しながらケアする ④出血をきたした場合は、ケア終了時に口腔内局所止血剤を塗布する ⑤液状タイプの保湿・潤滑剤をスプレー容器に入れ、噴霧し適宜使用することは、口腔内の乾燥防止ともなり、ケア時の粘膜の負担の軽減となる

（古澤幸江）

第1章 疾患別口腔ケア

10 重症心身障がい児（者）への口腔ケア

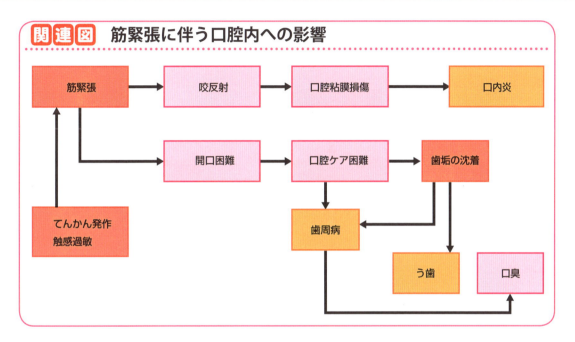

関連図 筋緊張に伴う口腔内への影響

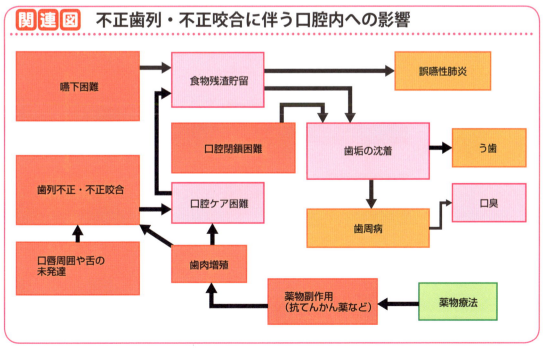

関連図 不正歯列・不正咬合に伴う口腔内への影響

第1章　疾患別口腔ケア

> **POINT**
> 歯と口の健康は全身の健康に大きく影響する。しかし、重症心身障がい児の多くは、自分で歯磨きや含嗽ができず口腔内が不衛生になりやすく、さらに口腔形態の個人差、緊張や反射で開口が十分できないことなどが、口腔ケアを難しくしている。誤嚥性肺炎などを予防し、健康で QOL の高い生活を送るためには、口腔ケアが重要である。

関連図　嚥下障害に伴う口腔への影響

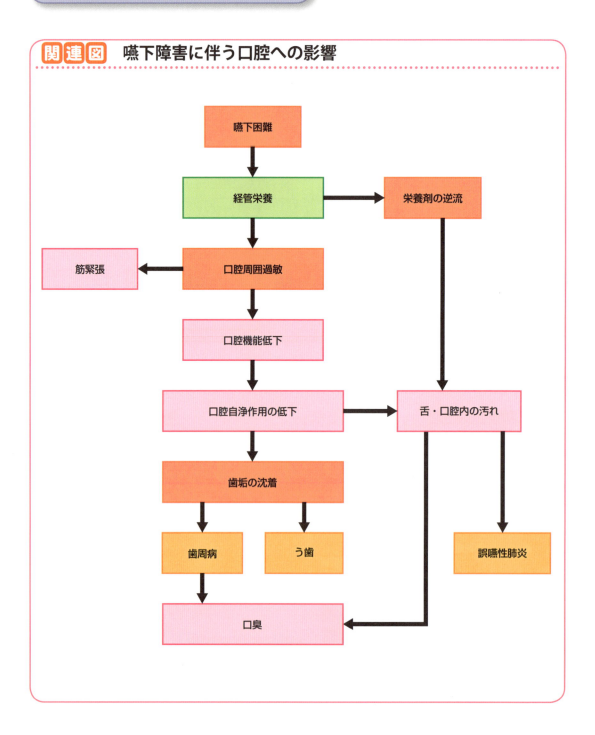

❿ 重症心身障がい児（者）への口腔ケア

1) 重症心身障がいとは

(1) 定義

　運動障がいと知的障がいが重複した重度な状態をいい、医学的な見地だけでなく社会福祉的必要性から生まれた概念である。大島の分類（図1）により判定され、1～4に相当する場合を言う。

　重症心身障がい児（者）と言われる人たちは全国に約4万人いると推定され、そのうち約11,000人が入院・入所している。現在は医療制度改革による在院日数が短縮化により、退院し自宅で生活をする児が増え、約7割の29,000人が在宅で生活していると推定されている。

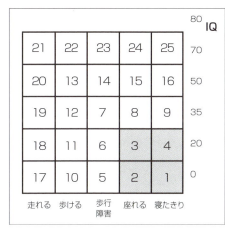

図1　大島の分類

(2) 原因

　重症心身障がいの発生原因はさまざまである。出生前の要因としては遺伝子異常・染色体異常・妊娠中毒・切迫流産・母体の感染・子宮内発育不全などがある。周生期（妊娠後期から出産後7日未満）では、分娩異常・低出生体重児・低血糖・髄膜炎など、周生期以後では脳炎・脳症・頭部外傷・溺水などの低酸素脳症・脳血管障害などが原因となる。

(3) 特徴

　重症心身障がいとは単一疾患ではなくさまざまな原因で発生した多くの病気や状態の集合体である。その特徴的な一部を示す。

- 体幹や四肢の変形や拘縮、極度の筋緊張などにより姿勢保持が困難である。
- 呼吸障害により気管切開や人工呼吸器装着など呼吸管理を必要とすることが多い。
- てんかんの合併は60～70％ときわめて高い。
- 消化器では、腸炎、腸管麻痺や異食などが原因のイレウスが起こることがある。
- 嚥下障害もしばしばみられ、誤嚥によりむせこみや窒息の恐れもある。むせや咳が出ない不顕性誤嚥もみられ、誤嚥性肺炎が起こりやすい。
- 言語的コミュニケーションは困難、発声や身振り表情での表現は可能である。
- 障がいが重い場合は超重症児と言う。

2) 看護のポイント

　重症心身障がいは重複する病気・症状や重症度がさまざまであるため、個別に合った健康状態のアセスメントが重要である。小児期は成長発達が著しいため、その成長発達に応じた課題に常に向き合う必要がある。病状が安定期に入ると、**自立を促す**ことができるように**家族とともに地域で生活をする**ことが望ましく、**退院支援や**

在宅生活での支援が必要になる。地域で生活を継続していくためには地域にあるさまざまな社会資源が活用できるような調整も重要である。

3）口腔ケアのポイントと実際

ここでは脳性麻痺、てんかん、筋疾患などの重症児（者）の口腔ケアについて述べる。

(1) 口腔ケアの目的

筋緊張が強く開口が苦手である場合が多いこと、不正歯列・不正咬合や抗てんかん薬の副作用による歯肉増殖（図2）により口腔ケアの困難性は高く、歯垢・歯石の沈着など口腔衛生状態が不良になりやすい（図3）。歯垢は歯肉炎や歯肉増殖の原因にもなるため、口腔疾患の予防のためには口腔ケアが必要である。また、口腔内の清潔を保つことで口腔内細菌を抑制でき誤嚥性肺炎など呼吸器疾患の予防にもなり抵抗力が弱い重症児には重要である。さらに、このような健康状態の向上はQOLの向上につながる。

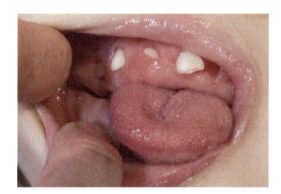

図2　歯肉増殖

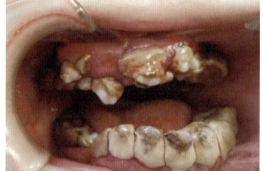

図3　歯石の沈着

(2) 口腔ケアの基本手順（表1）

表1　口腔ケアのポイント

口腔内の特徴	ポイント
筋緊張が強く開口が困難	リラックスした口腔ケア
てんかん薬の副作用により歯肉増殖、不正歯列、不正咬合が起こりやすい。さらに歯垢・歯石の蓄積による歯肉炎が高リスクである	歯垢を除去し口腔内を清潔に保つ
経管栄養による口腔機能の低下により歯垢・歯石が蓄積し、歯肉炎などになりやすい	口腔内の刺激やマッサージ

①覚醒時に行う。
②歯磨きで取り除いた汚れを誤飲しないように、30〜45°の体幹角度で頸部をやや前屈させるか、または側臥位（麻痺側を上）にする（図4）。
③呼吸が安定し、リラックスできる姿勢で行う。

②と③を満たす姿勢がポイントです！

④誤嚥に注意が必要な場合は吸引器、吸引チューブ付きブラシを使用する。
⑤触覚過敏がある場合は過敏の除去（脱感作）を行う。体から触り体の緊張が取れたら顔→口腔周囲→口腔内（人指し指で歯肉を圧迫）の順に行う。口腔内では下顎の歯茎から始める（図5）。
⑥食物残渣がある場合はスポンジブラシや口腔用ウエットガーゼなどで拭き取る（図6）。
⑦歯の外側から磨きはじめる。下の奥歯→下の前歯→上の奥歯→上の前歯の順に磨く。次に口を開け内側を外側と同じ順に磨く。そのあと下の噛み合わせ→上の噛み合わせの順に磨く。
⑧磨く時は、歯と歯肉の境目（歯頸部）を中心にブラシを細かく動かし、唇・頬の粘膜を指でよけ、よく見えるようにして磨く（図7）。
⑨歯ブラシをよくゆすぎながら磨き、誤嚥防止のため歯ブラシの水気はよくきって行う。

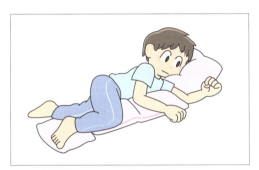

図4　側臥位（麻痺側を上）の姿勢

POINT
障害児（者）は、嘔吐により、胃液が逆流して、口腔内に流入し、歯に酸蝕症が生じるので、口腔の管理が不可欠である。

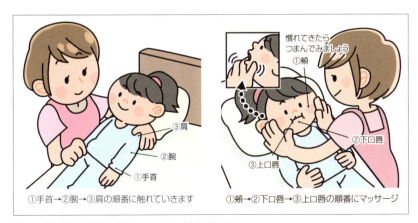

①手首→②腕→③肩の順番に触れていきます
①頬→②下口唇→③上口唇の順番にマッサージ

図5　脱感作、口腔周辺のマッサージ方法の例

第1章　疾患別口腔ケア

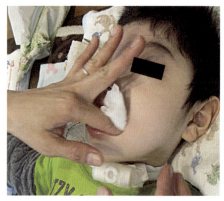
図6　ウエットガーゼによる口腔ケア

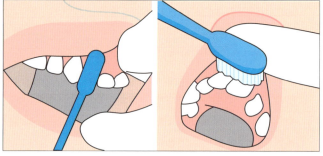
図7　指などで粘膜をよけ、見やすくして磨くブラッシング例

⑩口蓋、舌の清掃も粘膜清掃用球状ブラシを用いて行う。
⑪ブラッシング後はうがいをする。うがいができない場合はスポンジブラシや口腔用ウエットガーゼでふき取り、必要時口唇や口腔粘膜に保湿剤を塗布する。
⑫ケア終了後は状態に応じ口腔内・気管カニューレの吸引を行う。

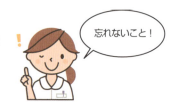
忘れないこと！

4　在宅療養での口腔ケア

(1) ケアの手技を指導

自宅に帰るとケア全般は家族が行うことになるため、口腔ケアの方法を家族に指導する必要がある。ケアの見学から始め、次に指導の元で実施し徐々に自信をもって実施できるまで見守りを続ける。

(2) 生活の中に馴染む形へのアレンジ

在宅療養では、やり続けていけることが重要である。そのためには入院中に習得した技術を馴染みの形にアレンジすることも必要である。ポジショニングピローの代用に馴染みのクッションやぬいぐるみを使用してもよい。援助者の体の一部を枕にするポジショニングもスキンシップとなり児が安心して口腔ケアを受けられる姿勢になる（図8）。看護師はこれらの工夫を家族とともに考え、オリジナルな方法の習得をサポートする。また、家族は毎日ケアをする中でさまざまな工夫をしている。看護師が家族の工夫を認めねぎらうことで、家族には自信を持ち子育て（介護生活）を継続する力になる。

一方、家族はケアに慣れることで負担感は減少するが、適切なケアができなくなる恐れが生じる。そのため、看護師は口腔内の観察を行うことと家族の手技の確認を欠かしてはならない。

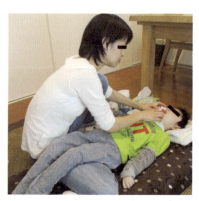
図8　口腔ケアの姿勢の工夫

POINT
家族は「介護」より「子育て」の意識です！

（3）訪問看護での口腔ケアのポイントを表に示す（表2）

表2　訪問看護における口腔ケアのポイント

実施内容	ポイント
口腔内の観察： 炎症・歯石・食物残渣の有無、歯牙の数、う歯・動揺歯の有無、口臭	・健康状態、介護状況、生活の様子が把握でき、必要な看護を判断する手がかりになる ・家族と一緒にケアを行うことでケアのコツを伝えられ、家族のケア技術の向上に繋がる ・新たな萌出を確認した際は、家族とともに成長の喜びを分かち合う
適切な用具の使用	・開口障害がある場合はブラシやスポンジ部が小さめのもの、歯肉増殖がある場合は口腔ケア用ウエットガーゼが使いやすい ・家族が既製品を加工して使用している場合はその安全性を確認する ・安全で清潔なケア用品を活用できているかを確認する
実施のタイミング	・生活リズムの中で無理なく実施できそうな時間帯を家族とともに検討する
家族への支援	・入院中に習得した技術を生活の中で馴染んだ形にアレンジできるようにサポートする ・家族の工夫は尊重しねぎらう ・家族のケア技術を見守り確認を行う
地域での連携	・在宅ケアを支える医療チームとの連携 ・学校や通所施設の職員との連携 ・看護師は本人・家族の状況に応じ適切な機関や職種をつなぐコーディネーターとしての役割を果たす

（4）口腔ケアの課題

①適切なケア用品の確保

　成人および高齢者用の口腔ケア用品は種類が増えつつあるが、小児用となると限られており、重症心身障がい児（者）にとって、適切な口腔ケア用品を選択することは困難な現状にある。看護師は児や家族の代弁者としてケア用品の改善に向けて働きかけることが課題である。そして、各医療機器・医薬品メーカによる早期開発を期待したい。

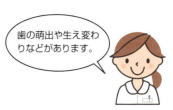

②他職種・他機関との連携・協働

　成長をし続ける重症心身障がい児（者）の口腔状態は**成長に伴う変化への支援**が必要であり、それには他（多）職種・他（多）機関との連携と協働が欠かせない。その要となる役割を看護師が担うことが期待される。

第1章　疾患別口腔ケア

【厚生労働大臣が定める疾病等の患者】

末期の悪性腫瘍、多発性硬化症、重症筋無力症、スモン、筋萎縮性側索硬化症、脊髄小脳変性症、ハンチントン病、進行性筋ジストロフィー症、パーキンソン病関連疾患（進行性核上性麻痺、大脳皮質基底核変性症、パーキンソン病（ホーエン・ヤールの重症度分類がステージ3以上かつ生活機能障害がⅡ度又はⅢ度のものに限る。）、多系統萎縮症（線条体黒質変性症、オリーブ橋小脳萎縮症、シャイ・ドレーガー症候群）、プリオン病、亜急性硬化性全脳炎、ライソゾーム病、副腎白質ジストロフィー、脊髄性筋萎縮症、球脊髄性筋萎縮症、慢性炎症性脱髄性多発神経炎、後天性免疫不全症候群若しくは頸髄損傷の患者又は人工呼吸器を装着している患者、別表第八に定める患者

(特掲診療料の施設基準等別表第八に掲げる状態等にある者)
- 一．在宅悪性腫瘍患者指導若しくは在宅気管切開患者指導管理を受けている状態にある者又は気管カニューレ若しくは留置カテーテルを使用している状態にある者
- 二．在宅自己腹膜灌流(かんりゅう)指導管理、在宅血液透析指導管理、在宅酸素療法指導管理、在宅中心静脈栄養法指導管理、在宅成分栄養経管栄養法指導管理、在宅自己導尿指導管理、在宅人工呼吸指導管理、在宅持続陽圧呼吸療法指導管理、在宅自己疼痛管理又は在宅肺高血圧症患者指導管理を受けている状態にある者
- 三．人工肛門又は人工膀胱を設置している状態にある者
- 四．真皮を越える褥瘡の状態にある者
- 五．在宅患者訪問点滴注射管理指導料を算定している者

> **POINT**
> ※障害者自立支援法に基づく障害福祉サービスは市町村により異なるので注意が必要である。相談支援専門員のサポートを受けるとよい。
> ※重症心身障がい児（者）ではライフステージを通した支援が必要であり、各時期に適した支援者との連携が重要となる。
> ・乳幼児期では医療者との関わりが大きいが、学童期では特別支援学校（養護学校）の教諭などとの連携が大切になる。
> ・成人期では作業所などの通所施設や入所施設の看護師や生活支援員との連携が大切である。
> ・高齢期では、介護保険制度が適用されるため、介護支援専門員（ケアマネジャー）をはじめとする介護給付サービスの提供機関や専門職者との連携が大切である。

（小塩泰代・浅井佳士）

臨床編

第2章
症状別口腔ケア

第 2 章　症状別口腔ケア

1 気管内挿管中・気管切開下患者、意識障害のある患者・術後患者、口呼吸患者・口渇・口腔乾燥のある患者・有熱患者への口腔ケア

1. 気管内挿管中・気管切開下患者

1) 気管内挿管中・気管切開下患者の特徴（図1、図2）

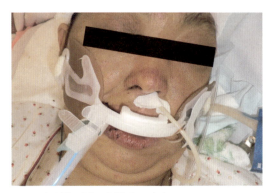

図1　食道静脈瘤で挿管中の患者

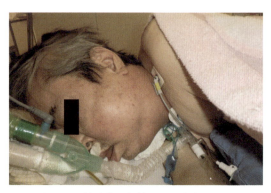

図2　ウイルス性肺炎で気管切開の患者

　人工呼吸器装着中の患者は、気管内チューブやバイトブロックなどの障害物による口腔ケアの困難性や、常に開口状態であるために口腔内乾燥を起こしやすく、口腔内細菌の増殖といった問題が生じやすい。近年、気管内挿管されている患者の合併症として、**VAP（Ventilator Associated Pneumonia）**が問題となっている。VAPとは、「挿管前には明らかな肺炎を呈さなかった患者が、気管挿管による人工呼吸管理開始後48時間以降に発症する肺炎」[1]である。VAP発症の機序として、気管内チューブと気管内壁の隙間を通じて、口腔内分泌物が気管腔内に流入し、本来無菌的な肺内へ口腔内細菌が入り込むことが挙げられるため、VAP予防として口腔ケアが必要である。また、気管切開下患者の場合、絶食による口腔内乾燥が起こりやすく、唾液が減少すると口腔内の自浄作用が低下するため、口腔内を清潔に保つ必要がある。

2) 口腔ケアのポイントと実際（表1〜表4）

　口腔ケア前後に口腔内アセスメントを実施する。さまざまな口腔内アセスメントツールがあるが、クリティカル領域では、「初期評価シート」（**P.143 参考資料**）[2]などが用いられている。**口腔ケアは患者の状態に応じて、1日3〜4回実施することが望ましい**。

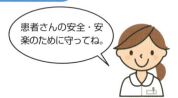

患者さんの安全・安楽のために守ってね。

❶ 気管内挿管中・気管切開下患者、意識障害のある患者・術後患者、口呼吸患者・口渇・口腔乾燥のある患者・有熱患者への口腔ケア

重要項目として、口腔内のアセスメントを行い、残存歯の状態や部位の確認、また、対合関係や歯肉、口唇の状態を把握しておくこと！

表1　口腔ケア実施前（共通部分）

方法	観察項目	実施時の注意事項
手洗いを行い、ディスポーザブル手袋を装着する		二次感染を防止する
患者・家族・介護者に説明する		患者の理解と協力を得る
口腔内および全身状態のアセスメントを行う	アセスメントツール（**初期評価シート：P.143 参考資料**）を活用する	口腔ケア実施前後の状態が比較できるように記録する

表2　口腔ケア実施中（共通部分）

方法	観察項目	実施時の注意事項
口腔ケアを実施しやすいように患者の体位を整え、患者の口周囲をタオルで覆う		口腔ケア時の洗浄液や唾液の垂れ込みや誤飲を防ぐ
患者の顔を施行する看護師側に向け、洗浄液を患者の口の中に入れる		意識の有無にかかわらず、誤嚥防止のため、1回注入量は15〜20mLとし、注入しすぎない
歯ブラシにデンタルリンスなどをつけ、ブラッシングを行う（ブラッシングで歯垢の除去や、歯肉の血液循環を促す）ブラッシングができないときは、口腔内清拭を行う硬口蓋、舌、舌下の清拭も実施する	歯、硬口蓋、舌、舌下、口腔粘膜の状態を確認する	歯磨き剤は実施中に泡立ち、誤嚥する危険性があるため、発泡性がないデンタルリンスなどを使用する歯肉が出血しやすい場合は、スポンジブラシなどで、力を入れすぎないようにする嘔吐反射を誘発しないように、歯ブラシなどを口腔内に深く入れすぎない
口腔内を洗浄する	口腔内汚染の残存の有無の確認をする	口腔粘膜に張りついた汚れを十分に洗い流す
口腔内乾燥がみられる場合は、保湿剤を塗布する	口腔内粘膜からの出血の有無を確認する	口腔内乾燥を予防する

表3　口腔ケア実施後（共通部分）

方法	観察項目	実施時の注意事項
患者に説明する	疼痛や不快感の有無の確認をする	口腔ケアが終了したことを伝える
記録を行う	アセスメントツールを活用する	口腔ケア実施前後の状態が比較できるように記録する

第2章　症状別口腔ケア

気管内挿管中の患者に口腔ケアを実施する際は、安全確保のために2人以上の看護師で実施することが望ましい。2人の看護師で役割分担を明確にし、口腔内の視野の確保や挿管チューブの固定の確認、患者の観察を行いながら口腔ケアを実施する（図3）。また、ヘパリンなどの抗凝固薬を使用している患者の場合、口腔ケアの際に出血する恐れがあるため、口腔内や口唇を傷つけないように細心の注意が必要である。いずれにしても、**個々の患者の疾患・症状を考慮し、口腔ケアによって与える侵襲が最小限になるように配慮して実施する**ことが重要である。意識がある患者の場合には必要性を説明し、口腔ケアによって与える苦痛が最小限になるように、ケア中も声掛けを行って理解と協力を得ることが必要である。口腔ケア実施時には、**誤嚥を防止する体位を確保する**。循環動態が安定していれば頭部を挙上し、頸部前屈の姿勢をとる。しかし、頭部挙上が困難な場合は、側臥位で顔を前屈させる。

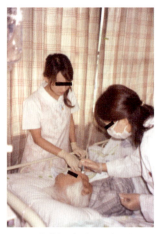

図3　役割分担を明確にして、口腔ケアを行う

> 患者の変化に即座に対応できるように、看護師2名はベッドの左右で向かい合う位置に立つ。

表4　気管内挿管中・気管切開下患者の口腔ケア

方法	観察項目	実施時の注意事項
必要物品をベッドサイドに準備し、吸引装置の作動状況を確認する	吸引圧（口腔内の吸引圧は100〜150mmHg）	必要時すぐに吸引できるようにし、患者への負担を最小限にする

2. 意識障害のある患者・術後患者

1) 意識障害のある患者・術後患者の特徴（図4）

意識障害がある患者は、自分で口腔内の清潔を保つことが困難である。また、麻酔薬や鎮痛薬の影響により意識が明瞭ではない術後患者も同様である。経口摂取ができない患者の場合、廃用症候群の予防も視野に入れて口腔ケアを実施する必要がある。セルフケア能力が低下した患者の口腔内や咽頭部の細菌増殖を防ぎ、肺炎などの合併症予防のために口腔ケアが必要である。

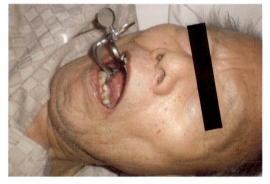

図4　意識障害のある患者。万能開口器を使って開口した状態

2) 口腔ケアのポイントと実際（表5）

気管内挿管中・気管切開下患者と同様に、実施時は誤嚥および口腔内損傷を起こさないように注意する必要がある。意識障害がある患者には、ケア時に洗浄液などが気道へ流入することを防ぐために、洗浄しなくてもよい拭き取り方式など、ケア方法を工夫する必要がある。

> 側臥位またはファーラー位で顔は横向きにする。

表5　意識障害のある患者・術後患者の口腔ケア

方法	観察項目	実施時の注意事項
開口状態を維持し、口腔内を観察する	可能な範囲で視野の確保をする	開口できない場合や、歯でチューブを噛む恐れがある場合、バイトブロックや開口器を使用する

3. 口呼吸患者・口渇・口腔乾燥のある患者・有熱患者

1) 口呼吸患者・口渇・口腔乾燥のある患者・有熱患者の口腔ケアの特徴（図5）

口呼吸のため開口状態にある患者や、脱水などによる口渇・口腔乾燥がみられる患者は、口腔内が乾燥し、口腔内や口唇、口角の損傷が起きやすい。口腔内乾燥による潰瘍形成、出血などを防ぐために口腔ケアが必要である。また、唾液の分泌低下により舌苔ができやすく、口臭の原因となるため、口腔内を加湿して保湿状態を保ち、乾燥を予防する必要がある。

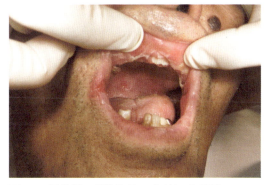

図5　口腔乾燥で付着物がこびり付いた状態

2) 口腔ケアのポイントと実際（表6）

口唇乾燥が見られる患者の場合、口唇が乾燥した状態のまま口腔ケアを行ってしまうと、口唇裂傷や出血を引き起こす可能性があるため、口腔ケア実施前にリップクリームやワセリンなどを口唇に塗布し、損傷を予防する。また、口腔乾燥がある患者の口腔ケア後に保湿剤を塗布し、口腔内の保湿に努め、それでもなお乾燥が顕著な場合は、口腔ケア後だけでなく吸引などの処置ごとにも加湿し、保湿する。保湿剤には、抗菌成分を含有し、微生物の増殖を抑制する効果があるものや、誤飲しても無害なものなどさまざまな製品がある。患者の状態によって適切な保湿剤を選択する（P.x　今、現場で必要な「口腔ケア」ワンポイントを参照）。

第2章　症状別口腔ケア

口腔内の乾燥を予防するために保湿ケアを行う（**図6**）。

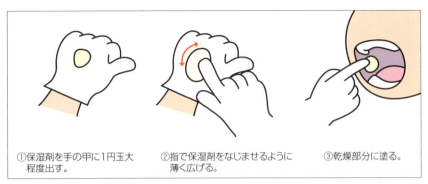

①保湿剤を手の甲に1円玉大程度出す。　②指で保湿剤をなじませるように薄く広げる。　③乾燥部分に塗る。

図6　保湿剤を使った保湿ケア方法

表6　口呼吸患者・口渇・口腔乾燥のある患者・有熱患者の口腔ケア

方法	観察項目	実施時の注意事項
口唇が乾燥している場合は、リップクリームなどを塗布する	口唇や口角の損傷や亀裂がないか確認する	口唇の乾燥を予防する

（中村裕美）

第 2 章　症状別口腔ケア

② 経管栄養中・絶食中の患者への口腔ケア

1）経管栄養法

経管栄養は、食事が経口摂取できない場合や、治療上、食事を制限もしくは禁止する場合で、腸管が使用可能な場合に選択される（**図1**）。体外から胃や腸管内に通したチューブによって経腸栄養剤を投与する方法である（**図2**）。

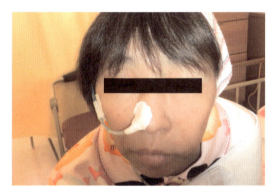
図1a　ED（成分栄養）チューブ挿入　正面顔貌

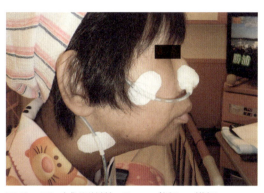
図1b　ED（成分栄養）チューブ挿入　横顔

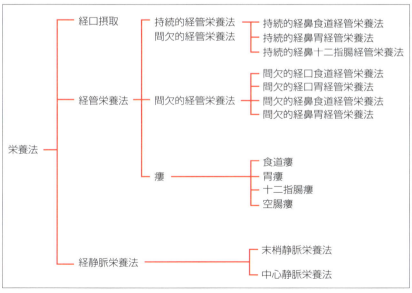
図2　栄養法

POINT

PEGとは、経皮内視鏡的胃瘻造設術のことで、内視鏡を使用して、腹壁と胃壁を貫通する瘻孔（胃瘻）を作成することである。胃瘻に、専用の管を留置し、その専用の管により、直接、胃に栄養剤を投与する。鼻からの経管栄養に比べ、患者の苦痛や不快感が少なく、誤嚥による肺炎のリスクの軽減や経口摂取の訓練を行いやすいなどのメリットがある。

2) 絶食中患者の特徴

健康な人は、食事を摂取することで、刺激性唾液が分泌され、食物と粘膜の摩擦によって古くなった粘膜上皮が剥がれ、食物といっしょに嚥下されるという清掃効果で口腔内の自浄作用を保っている。しかし、食事摂取が制限されると、新たな食物残渣は増えないが、食べるという刺激による唾液の分泌が促進されず、**自浄作用**(じじょうさよう)が低下し、口腔内の環境が悪化するため、口腔ケア、特に**粘膜のケア**が必要になる（図3）。

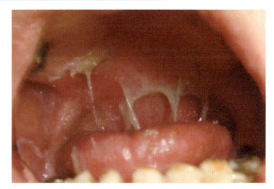

図3　絶食中の口腔内の汚染

3) 経管栄養患者の問題点

(1) 胃食道逆流

経管栄養チューブをつたって胃酸の逆流が起こりやすい。逆流した胃酸が咽頭に侵入し、これに、嚥下反射や咳反射の低下が加わると、誤嚥性肺炎を起こす危険性が高まる。

(2) 経管栄養チューブの汚れ

経管栄養チューブに分泌物が付着して汚染されると、細菌はチューブに付着してバイオフィルムを形成し、鼻腔・咽頭の汚染を助長する可能性がある。咽頭に貯留した痰などの分泌物が経管栄養チューブを伝って、気管へ誤嚥することもある。

(3) チューブによる嚥下の阻害

経管栄養チューブは、多くの場合、鼻腔から消化管に挿入されるため、上咽頭では軟口蓋と咽頭後壁の間、中咽頭では喉頭に

> **POINT**
> 〈経管栄養チューブ挿入時のポイント〉
> ・可能な限り柔らかい細いチューブを選択。
> ・チューブを挿入する鼻腔と反対側に頸部を回旋させることにより、挿入側の咽頭と梨状窩を広げ挿入しやすくする。
> ・チューブ挿入後に咽頭の中央にチューブがないことを確認。

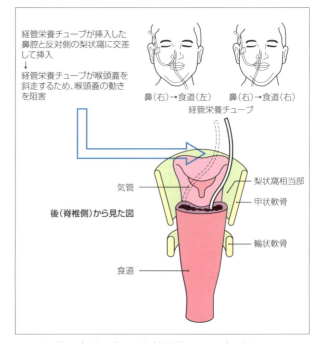

図4　気管・食道の位置と経管栄養チューブの走行
岸本裕充．絶食時の口腔ケアのポイント．看護学雑誌　2005；69（9）：890．より引用改変

近接する食道入口部を通過する。そのため、チューブが喉頭蓋の動きを阻害し、誤嚥を引き起こす可能性がある（図4）。

（4）口腔内の乾燥

経管栄養では、栄養チューブが鼻腔を閉鎖することにより、口呼吸を引き起こす場合が多く、口腔粘膜の水分が蒸発し口腔内の乾燥を招く（図5）。

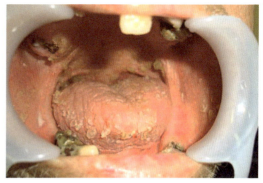

図5　絶食による口腔内の乾燥

4）口腔ケアのポイントと実際

（1）全身状態の把握

経管栄養中、絶食中の患者は、常に低栄養、脱水、誤嚥のリスクを抱えており、低栄養、脱水の状態では、唾液の分泌量も減少し、口腔内の環境は悪化する。口腔内の評価とともに、全身の皮膚状態や栄養・脱水に関連する血液検査、水分出納、栄養投与量や内容を評価することが重要である。

（2）経腸栄養に対する合併症の予防

経腸栄養における主な合併症には、嘔吐、誤嚥、下痢、腹部膨満がある。合併症予防には、投与時の体位、投与速度、経管栄養チューブの太さや種類の選択、器材などの感染管理、また消化管運動の評価として腸蠕動音の聴取、栄養開始前の胃内栄養剤の残量の測定を実施していくことが重要である。

（3）経管栄養中の患者・絶食中の患者の口腔ケアの目的

①感染を予防する

適切な口腔ケアにより、口腔内の細菌数を減少させ、少量の唾液を誤嚥しても、誤嚥性肺炎のリスクを軽減することができる。

②唾液の分泌を促進する

唾液には、自浄作用のほかに、洗浄作用として食物残渣の除去、抗菌作用として肺炎の予防などの働きがある。経管栄養中の患者や絶食中の患者は唾液の分泌量が減少するため、口腔ケアによる適切な刺激を与えることにより、唾液の分泌を促進させることが必要である。

唾液にはいろいろな作用があるんだね！

③脳の賦活化を図る

口腔は、大脳皮質の運動野や知覚野の1/3を占め、食物による温・冷覚、触覚、味覚などや、咀嚼、嚥下という刺激が、脳を賦活化させる。絶食中でも、口腔内のマッサージやブラッシングにより、口腔内の知覚神経が刺激され、嚥下反射が促進したり、

POINT
口腔ケアは口腔内の環境改善のみが目的ではないのですね。

脳を賦活化し意識レベルの改善にもつながる。

④経口摂取に向けた機能的口腔ケア

経管栄養や絶食中は、口腔周囲の筋肉や舌・口唇を動かす機会が少ないため、口腔機能の廃用症候群を起こす可能性がある。経口摂取が再開となる場合があるので、口腔機能の廃用を予防するための機能的口腔ケアが必要となる。

(4) 経管栄養中の患者・絶食中の患者への口腔ケアのポイント（表1〜表3）

歯ブラシやスポンジブラシなどの刺激により嘔吐が誘発され、吐物の誤飲による窒息や誤嚥性肺炎を引き起こす可能性があるため、経管栄養注入直後の口腔ケアは避ける。また、口腔ケアを食前に行うことで、唾液の分泌を促進し、食道などの消化管の蠕動運動を賦活化することにより、胃食道逆流を予防することもできる。

経管栄養中の患者・絶食中の患者は、唾液分泌量の減少、栄養チューブによる口呼吸、口腔周囲筋群の萎縮による開口などにより、口腔内は乾燥した状態となるため、口唇・口腔内の保湿を考慮したケアが中心となる。

表1　口腔ケア実施前

①口腔ケアの時間
経管栄養注入前、あるいは経管栄養注入終了後、1〜2時間あけて実施

口腔ケアの刺激により嘔吐が誘発される可能性がある

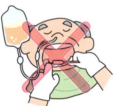

②必要物品の準備

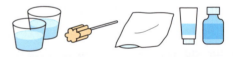

歯ブラシ、歯間ブラシ、スポンジブラシ、ガーゼ、紙コップ、洗浄液または消毒液、排唾管、吸引器、口腔粘膜保護剤など

③体位の調整
座位または、30°程度起こした体位で、枕を使用し、頸部が前屈する姿勢をとる（P.30〜31参照）

④口腔内の観察
口腔内の状態により、口腔ケアの方法や器具の選択を行う。唾液の貯留がある場合は、口腔ケア実施前に吸引する

表2 口腔ケア実施中

①**口腔保湿剤の塗布**
スポンジブラシで口唇や口腔内に口腔保湿剤を塗布する
痰や唾液が乾燥したかさぶた様の汚れ（瘡蓋）に浸透して、汚れが落ちやすくなる

②**歯ブラシを用いた口腔内清掃**
誤嚥を予防するため、歯ブラシの水分は十分に切る
ブラッシングの順序は、下顎奥の臼歯頬側から始め、順次、前歯方向に移っていく

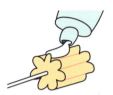 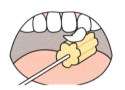 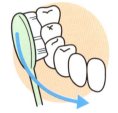

③**口腔内の水分、付着物の除去**
スポンジブラシを水で湿らせ、よく水気を絞ってから使用する
汚染物を咽頭に送らないように、口腔内の奥から手前に向かって除去する

④**口腔内・口唇の保湿**
口腔内、口唇の乾燥を防止するため、スポンジブラシを用いて口腔内全体、口唇に薄く口腔保湿剤を塗布する

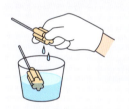 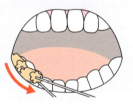

表3 口腔ケア実施後

①**口腔機能訓練の実施**
口腔周囲の拘縮予防のために、頬・口唇などの口腔周囲のマッサージやストレッチを実施する

②**口腔内の経管栄養チューブの確認**
口腔ケア後に経管栄養チューブが抜けてきていないか、口腔内やチューブの固定を確認する

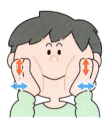

（鷲尾　和）

第2章　症状別口腔ケア

③ 出血傾向のある患者への口腔ケア

1) 出血傾向を理解するための知識 (図1)

　出血傾向とは、打撲も外傷もないのに自然に出血をきたす状態を総称して出血傾向と言う。一般に全身の止血機構の障害によって異常出血をきたす状態であり、①血管の障害、②血小板の異常、③血液凝固因子の異常による出血傾向の3つに分けられる。

　主な疾患は、アレルギー性紫斑病、血小板減少症、血友病などがあるが、治療による機能低下による出血傾向もある。

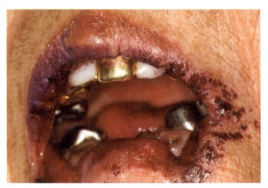

図1　口腔の出血傾向

2) 血液の概要

(1) 血液の役割と成分

　血液に抗凝固剤を添加して試験管に入れ遠心分離を行うと3層に分離される。

　上層は、血漿、中間層は白血球と血小板、下層は赤血球となる。血漿中には、アルブミン、グロブリンをはじめ、凝固因子が含まれている。

(2) 血液の種類

　血球は赤血球、白血球、血小板の3種類に大別される。白血球は形態や機能の違いによって分類され、末梢血に認められるのは、顆粒球（好中球、好酸球、好塩基球）、単核球（単球、リンパ球）、血小板である。

(3) 血漿

　血漿は各タンパク質のほか、脂質、糖質、ビタミン類、電解質などを含む。また、免疫グロブリン、フィブリノーゲンをはじめとする各種凝固因子、さらに種々の造血因子やサイトカインを含んでいる。

3) 出血傾向を伴う疾患

出血傾向を示す疾患を原因別に**表1**に示す。

表1　出血傾向を示す疾患と原因

	原因	症状と疾患
血小板系の異常	血小板減症	1. 血小板産生低下 骨髄の巨核球の減少により血小板の産生が低下する。（再生不良貧血、白血病） 2. 血小板の破壊、消費の亢進 血小板に対する自己抗体産生されて脾臓で血小板が破壊される。（突発性血小板減少性紫斑病〈ITP〉、播種性血管内凝固症候群〈DIC〉） 3. 局在の異常による減少 脾腫により脾臓に蓄えられる血小板数が増加し末梢血中の血小板数は減少する（肝硬変、バンチ症候群）
	血小板機能異常症	1. 先天性疾患 皮下出血や鼻出血などの症状がみられる（血小板無力症、フォン・ウィルブランド病、ベルナール・スーリエ症候群） 2. 後天性疾患 尿中に排泄されるべき毒素が血小板を傷害する（尿毒症）。 ＊その他（多発性骨髄腫、全身性エリテマトーデス（SLE）など）
凝固系の異常	先天性凝固異常症	1. 遺伝子異常が原因で出血症状を反復する凝固障害 第Ⅷ因子の欠乏症［血友病 A］、第Ⅸ因子の欠乏症［血友病 B］ ＊その他（フィブリノーゲン血症など）
	後天性凝固異常症	1. 肝疾患による凝固異常 肝細胞で多くの凝固因子が産生されるため肝臓の障害や炎症により異常が起こる（肝硬変、劇症肝炎） 2. 凝固の亢進をきたして血管内に微小血栓が形成されて、凝固因子や血小板が消費されて、出血傾向となる（**播種性血管内凝固症候群〈DIC〉**） 3. ビタミン K 欠乏 凝固第Ⅱ、Ⅶ、Ⅸ、Ⅹ因子はビタミン K 依存性に肝細胞で産生されるためビタミン K 欠乏により出血傾向を呈する（新生児メレナなど）

4) 口腔ケアの重要性

　血小板減少により出血しやすい症状では、歯肉出血が起こる。そして、凝血をつくり、その凝血をはがし、さらに出血傾向を助長することとなる。血液汚染や食物残渣物が細菌の増殖を助長することや、血液による悪臭が嘔気、嘔吐を誘発することにもなる。このように、患者自身にもその重要性を理解させて実施する指導が重要となる。

5）出血傾向がある口腔ケアのポイント

（1）口腔粘膜への物理的刺激を最小限にする。

- 刺激を軽減するためにスポンジブラシの使用を考慮する（図2）。
- 口腔の乾燥状況や出血の有無を観察して刺激を加えないよう配慮する。
- 乾燥傾向がある場合には実施前に保湿剤を塗布する（図3）。
- 唾液腺を刺激し、唾液を分泌させる。
- 過敏などのある部分は最後に行う。
- 汚染した余分な水分は除去する。除去にもスポンジブラシの使用を考慮する。
- 終了時には口腔乾燥防止の目的で保湿剤を塗布する。

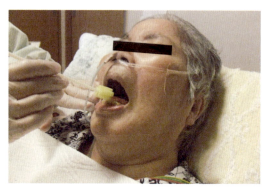
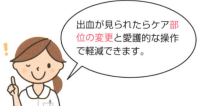

出血が見られたらケア部位の変更と愛護的な操作で軽減できます。

図2　口腔ケアの実際

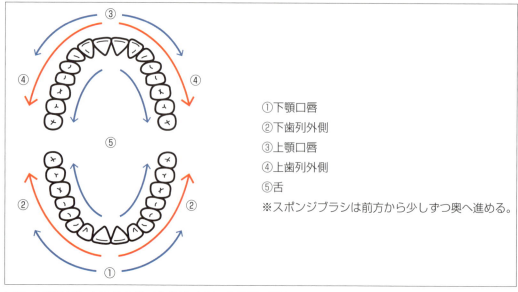

①下顎口唇
②下歯列外側
③上顎口唇
④上歯列外側
⑤舌
※スポンジブラシは前方から少しずつ奥へ進める。

図3　口腔ケアにおけるスポンジブラシを用いた保湿の順序

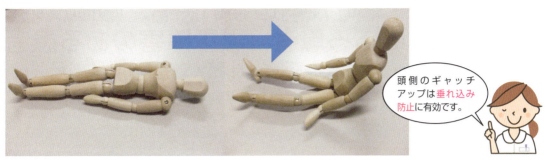

図4 口腔ケア時の姿勢

> 頭側のギャッチアップは垂れ込み防止に有効です。

(2) スポンジブラシの使用のポイント
- スポンジブラシも必ず湿らせて使用する（口腔保湿剤の使用も含む）。
- スポンジブラシの操作は口唇に対して平行になるように操作する。
- スポンジブラシの操作は、愛護的に行う。
- スポンジに付着した汚れは、1回ごとに拭き取りして使用する。

(3) 注意事項
- スポンジブラシを乾燥したまま使用すると、出血することがある。
- 口唇に付着した痰や乾燥により粘液が固形化している部分にも同様に塗布する。
- 介助の必要な対象は、座位または、臥床者では頭側を上げて実施する(図4)。

(4) その他
- 口腔内の乾燥傾向は、加齢に伴う体の変化、薬の副作用による唾液の減少、経管栄養の使用、口呼吸などが起因する。対象者の病態の把握が重要となる。

（東野督子）

第2章　症状別口腔ケア

4 嘔気・嘔吐反射の強い患者、咽頭反射の障害のある患者、嚥下障害のある患者、咳嗽・喀痰のある患者への口腔ケア

1. 嘔気・嘔吐反射の強い患者

1）嘔気・嘔吐反射の症状・症候の特徴と原因など

　嘔気（悪心）は、心窩部のむかつき感や咽頭から上腹部にかけての吐きたいような感覚を言う。感じ方には個人差があり、必ずしも嘔吐の前駆症状とはならない。

　嘔吐は、胃内容物が口から勢いよく吐き出される現象をいい、胃噴門の弛緩、胃幽門の収縮、横隔膜・腹壁筋の収縮による一連の反射運動によって生じる。吐物のない空嘔吐もある。嘔吐の原因は、大きく中枢性と末梢性に分けられる。**中枢性嘔吐**は、脳腫瘍や脳出血などによる**脳圧亢進**、**妊娠悪阻**、**精神的要因**などにより起こる。**末梢性嘔吐**は、消化器や他臓器からの刺激が嘔吐中枢に伝達され反射性に起こるので、**反射性嘔吐**とも呼ばれる。

2）看護全体のポイント

　吐物による気道閉塞を防ぎ、気道を確保する。身体を締めつけているような衣服は緩める。患者の不安を和らげるような声かけをする。

3）口腔ケアの実際（表1）

　口腔ケアを行う時に、嘔気があると嘔吐を起こすこともあるため（**図1**）、症状が緩和している時に行うと良い。しかし、やむを得ない場合は嘔吐に注意して口腔ケアを行う。

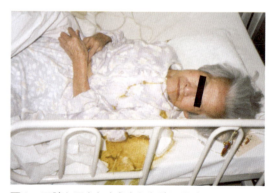

図1　口腔ケアをしようとした時に嘔吐

❹ 嘔気・嘔吐反射の強い患者、咽頭反射の障害のある患者、
嚥下障害のある患者、咳嗽・喀痰のある患者への口腔ケア

表1　嘔気・嘔吐反射のある患者の口腔ケア

口腔ケアの方法	留意点
嘔気の有無、嘔吐をしていないか確認し、症状がない時口腔ケアを行う	食直後は刺激で嘔吐をするリスクが高いため、消化吸収を考慮し食事後2時間空けて行うと良い
口腔ケアで嘔吐を起こしても対応できるよう吸引や、ガーグルベースンを準備する。嘔吐時、誤嚥を起こさないようあらかじめ端座位や側臥位で口腔ケアを行う	嘔吐すると、誤嚥を起こすことがあるため、嘔吐にすぐ対応できるようあらかじめ準備する。また、誤嚥を起こしにくくする体位で行う
口腔ケアを行うことを説明する	患者の不安を和らげるような声かけをする
こびりついた汚れがある時は、取り除きやすくするために保湿剤を使用する ・含嗽や舌の動きができる人は保湿剤を舌先に付けて自己で舐めてもらう ・できない人は咽頭部や舌根に強い刺激をしないように汚染している部分にスポンジブラシなどを用いて塗布する	歯ブラシ、スポンジブラシで咽頭、舌の刺激によって嘔吐反射を起こすこともあるため、こびりついた汚れがある時は保湿剤を使用して汚れを浮かしやすくする
含嗽をする	嘔吐反射を起こしにくい含嗽によって、食物残渣や保湿剤によって浮いた汚れを取り除く
含嗽できない時、含嗽で汚れが取り切れない時は歯ブラシまたはスポンジブラシで汚れを取り除く咽頭や舌根を刺激しないように行う 嘔吐反射が起きた時は、含嗽をすすめ口腔ケアを一時中断または終了する。中断した時は嘔吐がないことを確認して再開する	歯ブラシ、スポンジブラシで咽頭、舌の刺激によって嘔吐反射を起こすこともあるため注意して行う。嘔吐反射が起きた時は、症状が落ちついてから再度続きを行う
含嗽をした後、安楽な体位にする。本人が望む体位もしくは、右側臥位にする	側臥位のほうが腹部の緊張がやわらぐ。消化の流れを考慮して、右側臥位が良い

2. 咽頭反射の障害のある患者

1）咽頭反射の障害の症状・症候の特徴と原因など

　咽頭反射は、嘔吐反射、催吐反射ともいい、舌根部、咽頭後壁、口蓋扁桃腺部を舌圧子などで刺激すると嘔気を引き起こす反射である。正常でも敏感な場合とそうでない場合がある。**舌咽神経麻痺**（ぜついんしんけいまひ）、**迷走神経麻痺**、**球麻痺**（きゅうまひ）などにより、減弱または消失する。その他、**ヒステリー**の場合にもしばしば消失する。咽頭反射が障害されると、咳嗽困難や誤嚥を起こしやすい。

第2章　症状別口腔ケア

2) 看護全体のポイント

誤嚥を予防する。

3) 口腔ケアの実際（表2）

　咽頭反射の障害や嚥下障害があると、口腔ケア時に水や唾液の垂れ込みにより誤嚥するリスクがあるため、誤嚥性肺炎を起こす可能性がある。そのため、誤嚥しないように口腔ケアを行う。

表2　咽頭反射の障害のある患者の口腔ケア

口腔ケアの方法	留意点
誤嚥を起こさないよう頭部挙上45°以上や端座位または側臥位で口腔ケアを行う 椅子や車椅子に移乗できる時はその姿勢の時に行う	分泌物の垂れ込みを起こしにくい体位を作り、誤嚥の予防につなげる
口腔ケア時の水分や唾液の垂れ込みを防ぐため、すぐに吸引できるよう準備する	吸引がすぐ使用できるか確認する
肺音を聴取し、肺副雑音の有無の確認と咽頭部に分泌物が貯留している時は、咳をして喀出してもらうか、吸引を行う	口腔ケアの前に咽頭部の分泌物を除去し、垂れ込みの予防を行う
こびりついた汚れがある時は、取り除きやすくするために保湿剤を使用する ・含嗽や舌の動きができる人は保湿剤を舌先に付けて自己で舐めてもらう ・できない人は汚染している部分に塗布する	保湿剤の付けすぎで、咽頭部へ垂れ込みを起こさないように注意する。保湿剤の種類によって使用する目安の量があるため、あらかじめ確認する
歯ブラシまたはスポンジブラシで汚れを取り除く 取り除く時に、唾液、歯磨き粉、スポンジブラシの水などが垂れ込まないよう吸引しながら行う	咽頭反射がないと、垂れ込んだ時の水分を留めることや咳で出すことができず誤嚥をするため、吸引で取り除きながら行う
口腔ケア終了時に肺音を聴取して垂れ込みを起こしていないか、咽頭部に分泌物の貯留はないか確認する。垂れ込みや咽頭部に貯留している時は、除去できる体位を作り、吸引をする	口腔ケアによって誤嚥を起こしていないか確認する

3. 嚥下障害のある患者

1) 嚥下障害の症状・症候の特徴と原因など

　嚥下とは、口の中に取り込まれた食べ物や飲み物を、口腔から咽頭、食道を経て、胃に送り込む一連の反射性運動である。嚥下障害は、何らかの原因でこの一連の運動が妨げられることを言う。嚥下障害の原因には、口腔・咽頭・食道の器質的または機能的障害、心理的なものがある。最も多い原因は、脳梗塞などの脳血管疾患による機能的障害である。また、最近注目されている病態にサルコペニア（筋肉減少症、骨格筋減少症）があり、高齢者では高率にサルコペニアを合併し、咀嚼や嚥下に必要な筋肉も減少するため、機能的な嚥下障害が起こる。

2) 看護全体のポイント

　栄養不良、脱水を予防する。誤嚥、窒息、呼吸器合併症を予防する。他職種と協働し、摂食・嚥下リハビリテーションや口腔ケアにより、可能な限り口から食べる楽しみを追求する。

3) 口腔ケアの実際

※咽頭反射の障害のある患者の口腔ケアの実際と同様。

4. 咳嗽・喀痰のある患者

1) 咳嗽・喀痰の症状・症候の特徴と原因など

　咳嗽は、気道から分泌貯留物や異物を除去するために起こる反射的な生理運動である。しかし、一部には随意性もあり、意図的に咳払いをしたり、逆に咳嗽を抑制することも可能である。また、特に除去する対象がなくても、薬剤性や心因性に発現する場合もある。
　喀痰は、気道分泌物が口腔ないし口腔外に喀出されたものである。
　咳嗽や喀痰を示す主な疾患は、気管支喘息や肺炎、肺癌などの呼吸器疾患である。

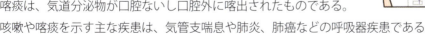

精神面のケアも重要ね！

2) 看護全体のポイント

　咳嗽による体力消耗、睡眠障害、筋肉痛や肋骨骨折・自然気胸の誘発、流早産の誘発に注意する。薬物での鎮咳だけでなく精神面でも支えとなる細かい配慮が必要である。また、喀痰は、気道閉塞の大きな原因であるため、薬物療法だけでなく体

位ドレナージによる物理的な排痰を積極的に行う。それでも困難な場合は、経鼻・経口からの吸引、さらに無効ならば気管支鏡による吸引を行う。

3) 口腔ケアの実際（表3）

口腔ケア時に刺激によって咳嗽や喀痰が出て苦痛になることもある。咳嗽が起きにくいように口腔ケアを行う。また、喀痰を取り除いてから口腔ケアを行う。

表3　咳嗽・喀痰のある患者の口腔ケア

口腔ケアの方法	留意点
口腔ケアで咳嗽や痰の喀出をしても対応できるようガーグルベイスンや吸引の準備をする。咳嗽時、口腔内の分泌物で誤嚥を起こさないようあらかじめ頭部挙上45°以上や端座位または側臥位で口腔ケアを行う	分泌物の垂れ込みを起こしにくい体位を作り、誤嚥の予防につなげる
肺音を聴取し、肺副雑音の有無の確認と咽頭部に分泌物が貯留している時は、咳をして喀出してもらうか、吸引を行う 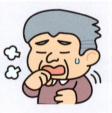	分泌物があると、咳嗽を誘発するため、口腔ケアを行う前に取り除く
こびりついた汚れがある時は、取り除きやすくするために保湿剤を使用する ・含嗽や舌の動きができる人は保湿剤を舌先に付けて自己で舐めてもらう ・できない人は汚染している部分に塗布する	保湿剤の付けすぎで、咽頭部へ垂れ込みを起こさないように注意する。保湿剤の種類によって使用する目安の量があるため、あらかじめ確認する 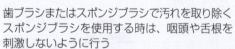
歯ブラシまたはスポンジブラシで汚れを取り除くスポンジブラシを使用する時は、咽頭や舌根を刺激しないように行う 咳嗽が起きた時は、口腔内のものを吐き出すか、吸引して取り除き、口腔ケアを一時中断または終了する。中断した時は咳嗽、喀痰がないことを確認して再開する	口腔内に分泌物がある時に咳嗽を起こすと、分泌物の誤嚥や、苦痛を伴うことがあるため、ガーグルベースンに吐き出すと良い。喀痰がある時もガーグルベースンに出すことができる 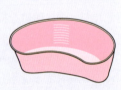
口腔ケア終了時に肺音を聴取して垂れ込みを起こしていないか、咽頭部に分泌物の貯留はないか確認する。垂れ込みや咽頭部に貯留している時は、咳嗽を促し喀出するか、吸引をする	口腔ケアによって誤嚥を起こしていないか確認する。また、分泌物の貯留による咳嗽の誘発を防ぐ

（田中昭子・藤井三津江）

第2章　症状別口腔ケア

5 運動障害・体動制限のある患者、開口障害のある患者への口腔ケア

1. 運動障害・体動制限のある患者

1) 運動障害・体動制限のある患者の特徴

　口腔ケアの体位は、座位や立位で行うことが一般的である。しかし、運動機能上の問題、もしくは病状により体動制限があり座位や立位を保持することが困難である場合には、**安全性・安楽性を重視した姿勢**で口腔ケアを行う必要がある。**姿勢の崩れは誤嚥や疲労の要因**の一つとなり得るため、回避する必要がある。また、脳卒中の後遺症により片麻痺のある患者は、運動障害に加えて麻痺側の口腔内には感覚障害を生じていることあり、本人が気づかないまま食物残渣が貯留していること、歯肉を傷つけてしまうことが多くあり、注意が必要である。

2) 口腔ケアのポイントと実際

(1) 立位がとれる場合

　運動機能に問題を持つ患者でも、離床が可能な場合には、口腔ケアは座位や立位で行う。立位の場合は、ケア中にバランスを崩した時に**転倒の危険性**があるため、速やかに対処できるように椅子などを準備しておく。

(2) 座位がとれる場合

　椅子や車椅子に移動して座位が取れる患者は、**下肢を安定**させることにより、上肢の安定した動きにつなげることができ、セルフケアへと導くことができる。そのため、座面の高さの調整、または必要に応じて足台を用いて下肢を安定させる。車椅子の場合には、フットレストを調整する。
　座位で口腔ケアを行う際には、頸部後屈位による誤嚥を予防するため「うつむく姿勢」である**前屈位**をとる必要がある。座位で頭部が安定しない状態で、上から見下ろす姿勢でケアを行うと、頸部後屈位になり**誤嚥**の原因になりやすい。このため、前方からケアの際には患者の目線の高さと合わせる(図1A)、背もたれ・枕の工夫、または後方から患者の頭を抱える形で後屈しない姿勢(図1B)でケアを行うことで、**頸部後屈位を避ける**ことができる。また、**片麻痺の患者**は、座位で麻痺側に傾く傾向

> **POINT**
> 【車椅子用テーブル】
> 車椅子用テーブルの使用は、座位姿勢保持に有効である一方、患者の自由な立ち上がり動作を抑止することにもなり、身体拘束のための一つともされている。そのため、使用には倫理的側面から慎重さが求められる。

第2章　症状別口腔ケア

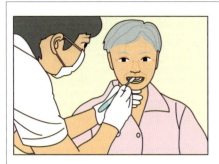

A　前方から行う方法
視線の高さを合わせて、頸部後屈位を防ぐ。

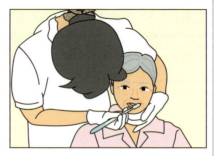

B　後方から行う方法
背面で頭部が後屈するのを防ぎながら行う。顎はあげない。

図1　座位での方法

があるため、クッションなどを用いて、**姿勢が崩れない**ようにする。

(3) ベッド上で口腔ケアを行う場合

安定した座位が困難な場合には、ベッド上で口腔ケアを行う。患者の全身状態やADLに応じて**可能な限り上半身を起こし**、姿勢を整える。誤嚥や疲労を起こさない姿勢をつくることが重要である。

①ファーラー位

上半身挙上とともに**枕で頭部を挙上**し、**頸部前屈位**とする。姿勢がずれないように**膝を少し上げる**。

②臥位

座位やファーラー位をとれない場合に選択する。**できれば側臥位**で行う。頸部前屈位となるよう、**枕で頭部を挙上**し、姿勢を整える。含嗽をする際には、**吸い飲み（一部地域では楽のみと言う）を口角から差し入れ**水を口に含んでもらい、口唇近くにガーグルベースンをあてて、吐き出してもらう（図2）。

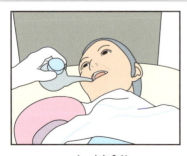

A　水を含む
顎が上がらないように頸部を前屈させて、やや少なめの水を静かに含ませる。

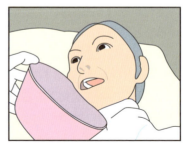

B　水を吐き出す
ガーグルベースンを口唇近くに隙間がないようにあてる。口角から静かに吐き出してもらう。

図2　臥位での含嗽の方法

（4）脳卒中により片麻痺のある患者へのベッド上での口腔ケア

　片麻痺のある患者にベッド上で口腔ケアを行う場合には30°くらいまで上半身を起こし、**健側からケアを行う**。上半身を起こすことができない場合には、**麻痺側を上**にした側臥位で行う（図3）。嚥下機能が低下している麻痺側を下にすると、溜まった汚れや汚水を**誤嚥するリスク**が高くなる。片麻痺の患者の場合、その人の運動機能・口腔機能に合わせた口腔ケアが必要となる。

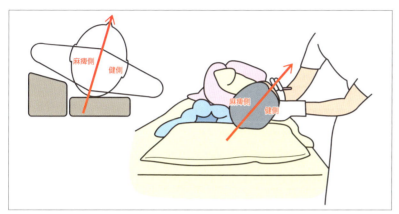

図3　麻痺側を上にした側臥位（患者を頭頂から見た図）

（5）運動障害・体動制限のある患者へのセルフケアを勧める工夫（図4）

　口腔ケアはリハビリテーション期において積極的に勧めるべきことであるが、セルフケアのための動作には**高い巧緻性**が要求される。そのため、**セルフケア後の確認**として、磨き残しがないか、歯肉は傷ついていないかなどの観察が必要となる。また**運動障害の程度**に合わせて、歯ブラシの柄にグリップなどの**補助具を利用**して太くしたり長くしたり、また、電動歯ブラシの使用も有効である。患者自身が一番使いやすい歯ブラシをつくることが必要である。

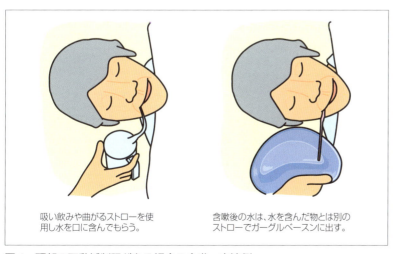

図4　頚部の可動域制限がある場合の含嗽　方法例

2. 開口障害のある患者

1) 開口障害のある患者の特徴

患者が口を開けてくれない理由は、器質的な問題をかかえている（開口障害）、意思があっても機能的な問題で開口できない、開口を拒否する、などが考えられる。理由に合わせた対応が必要となる。

2) 口腔ケアのポイントと実際

(1) 開口障害（器質的な問題）がないことを確認する

器質的な問題がある場合（P.143 参考資料）、無理な開口により疾患の増悪や疼痛を伴う恐れがある。また、心理的な開口拒否を引き起こす要因にもなりうる。その場合には、専門職（歯科医師や口腔外科医など）に相談する。

あくびをする時、開口しない場合には器質的な問題がある可能性がある。

(2) 開口する意思があっても機能的な問題で開口できない場合

開口は、下顎を下に引き下げる（図5）。偽性球麻痺により開口できない患者はK-point 刺激法（図6）で開口を促す。K-point は臼後三角後縁のやや後方（上下の歯を噛み合わせた時の頂点）の内側（臼後三角後方の高さで口蓋舌弓の側方と翼突下顎ヒダの中央）に位置する。頬の内側を歯列に沿って奥へグローブをはめた指を進め、臼歯の後方から口腔内に指を挿入するとK-point に当たり、軽い触圧刺激により開口が促される。

開口を維持できない場合には、視野を確保し誤咬を避けるため、バイトブロック、指ガードなどの器具（図7）の使用を考えてみる。器具は臼歯部に挿入し、開口を維持する。器具が挿入されていない側のケアを行うことができる。器具を用いての口腔ケアの最中に、噛みしめる力が抜けたり、あくびなどで開口が大きくなると、器具が口腔から外れるので、器具を指で押さえて固定しながらケアをする必要がある。

> **POINT**
> 延髄の脳神経核が損傷されている球麻痺ではK-point を刺激しても開口は起こらない。

> **POINT**
> 前歯は歯根が1本で折れやすいため、器具は臼歯部に挿入する。

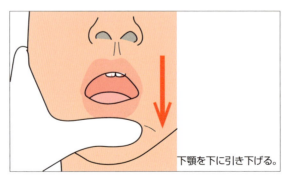

図5　下顎を下に引き下げて開口する方法

❺ 運動障害・体動制限のある患者、
開口障害のある患者への口腔ケア

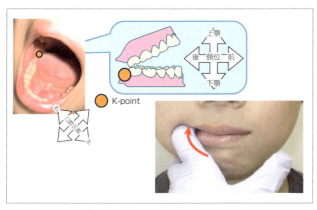

図6　K-point 刺激法

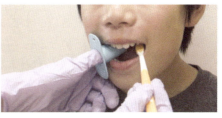

図7　開口を維持できない場合に使用する器具（指ガード）の使用例

指ガード：拇指にはめて歯と歯の間に入れ、残りの指で顎を支えながらケアを行う。

(3) 開口拒否をしている場合

　開口拒否の原因の1つとしては、心理的拒否がある。十分に時間をかけて必要性を説明し理解していただくこと、またコミュニケーションをとり信頼関係を築くことが重要である。いきなり口元を触られると拒否されてしまう。頬や顎などの口元以外の場所から優しく触れてマッサージを行い、徐々に口元に近づいていく（図8）ことで心身の緊張をほどくのも1つの方法である。また、閉口の原因が触覚過敏の場合には、前歯部ほど敏感なため、臼歯部の歯肉から触るようにする。拒否する原因を理解し、適切に対応する必要があり、無理に口を開けようとするのは避ける。

POINT
ケア中の不快な経験は、開口拒否につながるため、方法やケア用具は見直しを適宜行うことも重要です。

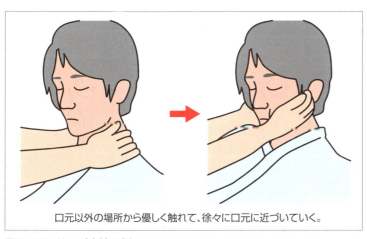

口元以外の場所から優しく触れて、徐々に口元に近づいていく。

図8　マッサージ方法の例

（山幡朗子）

第 2 章　症状別口腔ケア

6　口唇・口蓋裂患者、外傷の患者、舌がん患者への口腔ケア

1. 口唇・口蓋裂患者

1）口唇・口蓋裂とは（図1）

　口唇・口蓋裂の日本における発生率は約500人に1人程度と言われ、外表奇形で最も頻度の高い疾患である。披裂の部位により口唇裂・口蓋裂また位置（左側、右側、両側より披裂の程度、完全披裂、不完全裂）によって、いくつかのタイプに分類される。

　哺乳障害や摂食障害、発音障害、さらには審美障害により精神的負担など、さまざまな問題がある。

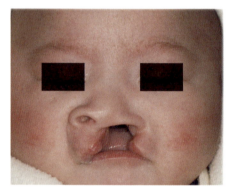

図1　口唇・口蓋裂患者

2）口唇・口蓋裂の治療の流れ

　出生直後から哺乳床の作製や哺乳指導が行われ、生後3〜6カ月時に口唇形成術、1歳半から2歳頃に口蓋形成術が行われる。歯科矯正治療や言語治療が必要となる場合が多い。

　口唇・口蓋裂の治療は、出生から成人するまでに長期にわたり、口腔外科、小児歯科、矯正歯科、耳鼻科、小児科、形成外科など複数の分野にかかわる場合が多い。

　そのほかにも、言語聴覚士や歯科衛生士、看護師、管理栄養士など多職種が連携してかかわるチーム・アプローチが重要である。患者へのサポートや悩みの相談など、詳しくは特定非営利活動法人 日本口唇口蓋裂協会で実施している。

特定非営利活動法人 日本口唇口蓋裂協会
〈本部〉〒 464-8651　愛知県名古屋市千種区末盛通 2-11
愛知学院大学附属病院口唇口蓋裂センター内
TEL（052）757-4312　FAX（052）757-4465
E-mail: jcpf@jcpf.or.jp

3）口唇・口蓋裂患者の口腔の特徴

　反対咬合や歯列不正、歯の数や萌出位置の異常を合併する場合が多い。そのため口腔に食物残渣が貯留しやすく自浄作用が低下して、う蝕になりやすい。
　口蓋形成術後に、硬口蓋や歯茎の部分に瘻孔が残ることがある。瘻孔の位置や大きさによっては、発音機能に影響を与えたり、食物が鼻腔に流用したりすることがある。

4）年齢別にみた口腔ケアのポイント

（1）口唇形成術まで（生後3カ月～6カ月まで）

　食後は必ず白湯や番茶を飲ませ、湿らせたガーゼやスポンジブラシ、綿棒などを使って口腔内を清拭する。歯槽の頬側と舌側、口蓋、披裂、舌の汚れを順に拭き取る。
　哺乳床はブラシで汚れを除去した後に哺乳瓶に順じてミルトンなどで消毒する。

（2）口蓋形成術まで（生後1歳6カ月～2歳まで）

　離乳が進み、固形物を噛んで食べることにより、歯の自浄作用が高まる。
　乳歯の萌出が始まったら、歯ブラシを使用する。フッ素塗布によるう蝕予防が効果的である。
　上顎側は鼻腔と交通している状態なので、ブラシなどが強く当たらないように注意する。
　口蓋床は毎回の食事の後に外し、歯ブラシを使ってよく洗う。

（3）幼児期（6歳まで）

　反対咬合や歯列不正が明らかとなってくる時期である。毎食後のブラッシングを習慣化させる。
　フッ素塗布やシーライトなど、う蝕予防のための処置を適宜行う。乳歯列でも反対咬合などあれば上顎前方牽引などを行って咬合状態の改善をする。

（4）学童期（6歳～12歳まで）

　永久歯への交換期にあたり、歯科矯正が行われる場合が多い。矯正装置の装着によって、食物残渣が口腔内に貯留しやすくなるため、念入りなブラッシングが必要である。

2. 外傷の患者

1）最初の口腔ケア前の診察のポイント

　気道の状態、呼吸状態、意識レベルの評価を行う。嘔吐、発熱の有無、出血の有無、出血点の確認を慎重に行う。顔面皮膚の創の確認は比較的容易であるが、口腔内は、開口障害や腫脹、歯や顎骨の損傷の程度により確認が難しい。

　外傷の程度を確認する。軟部組織のみの外傷か、骨折を伴うか、骨折は単独か複数か頸椎損傷はないかなどの確認は重要である。開口域の確認も必要である。

2）顔面外傷の特徴

　顎顔面には多くの感覚器官が集中している。さらに解剖学的にもきわめて複雑である。

　軽症～重症までその範囲は広く、容易な診断は許されない。

　鼻腔や口腔からの出血、血腫、骨折に伴う腫脹で、上気道閉塞が生じ、気管切開や気管内挿管にて呼吸管理されているケースもある。

　顎・顔面外傷の場合、顔面皮膚から口腔内へ連続した損傷があり、歯牙の破折や脱臼を伴う。そのうえ、上顎・舌顎骨骨折を伴って、噛み合わせのずれが生じている場合が多い。

　顎骨骨折の整復固定後に、顎間固定を行うことが多く、顎間固定中の間は経管栄養や流動食で管理される。

（3）顎・顔面外傷患者の口腔ケア介入の実際（図2）

　受傷早期からの専門的口腔ケアを実施することで、口腔内の細菌の繁殖防止、創部感染や誤嚥性肺炎のリスク軽減に貢献することができる。

①手術前急性期

　受傷直後は、疼痛や炎症所見が強く発現している状況である。口腔ケア前のアセスメントを十分行い、主治医や病棟看護師との連絡を密にする。開口障害の有無や開口域、頸部の運動制限の有無、口腔内の創傷部位、歯牙の動揺、破折の有無などを確認する。意識の有無にかかわらず、患者に声かけを行い、口腔ケア介入の流れや術前術後の口腔ケアの重要性についての説明を行う。

　歯ブラシはヘッドが小さく、毛の軟らかいものを使用して、口腔内の創を傷付けないように愛護的に行う。スポンジブラシによる粘膜清掃は、口腔内の創を確認しながら愛護的に行う。

　歯ブラシやスポンジブラシには生理食塩水やアズレンスルホン酸ナトリウム水和物（アズノールうがい液）またはベンゼトニウム塩化物（ネオステリングリーン）の含嗽剤を含ませながら行う。

6 口唇・口蓋裂患者、外傷の患者、舌がん患者への口腔ケア

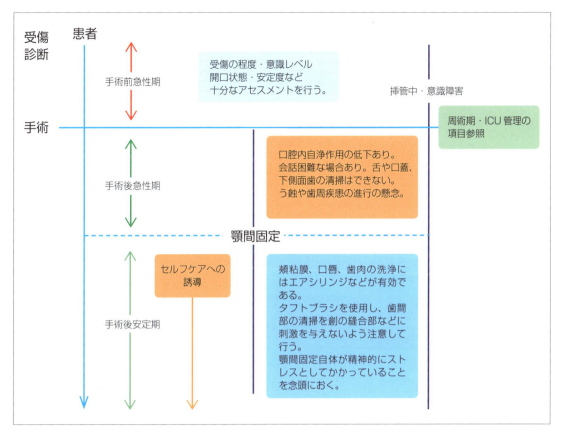

図2　顔面外傷患者の口腔ケア介入の実際
注）気管内挿管チューブや経管栄養チューブが挿入されている場合は、ケアの前後に必ず挿入されているチューブの長さや固定状況を確認する。口腔ケアによる誤嚥について十分留意する。

　開口が難しい場合は、アングルワイダーやバイトブロックなど補助器具を使用する。ただし、顔面や頬粘膜や口唇に創がある場合は、使用できないことも多い。

　ケアは2人組で行うことが望ましい。 口腔内の照明、創の確認、出血点の確認を安全、迅速に行い **気管内挿管患者の場合、VAP（人工呼吸器関連肺炎）の発症に注意して行う。**

②術後二次感染の予防を目的に口腔ケアを行う。局所の清潔を保つことは重要である。

③手術後は、経管栄養管理や顎間固定が施行されていることが多い。

3　舌がん患者

1) 舌がん周術期の口腔ケア介入の実際

　舌がんの口腔ケアでは術前から専門的口腔ケアを実施することが、その後のケアの最も重要なポイントとなる。

(1) 手術前

舌がんと診断された場合は予想されるがん治療を行ううえで障害とならないように歯科治療を受けるように勧告する。

患者に対して手術3日前から前日までの間に、歯科医師または歯科衛生士が超音波スケーラーを使った口腔内歯石除去を施行後、歯ブラシを使った口腔清掃方法の説明を行う。さらに手術に際し、患者に一連の口腔ケア介入の流れや術前・術後の口腔ケアの重要性を説明する。無歯顎患者の場合も、スポンジブラシによる粘膜清掃方法について説明を行う。入院後は、手術まで、歯科衛生士の指導に基づき、患者自身で口腔内管理（セルフケア）を継続する。

(2) 手術開始時、手術終了時

手術開始時は綿棒にポビドンヨード剤などを浸して口腔内清掃する。この消毒処置は、創部消毒の一連の操作としてルーチンとなっている。手術終了時も、口腔内、頸部の2カ所の創部消毒を、ポビドンヨードを使って行う。

(3) 手術後（術後1～2日目）

手術後は唾液除去、スポンジブラシを使った口腔ケアを1日少なくとも2～3回行う。可能であれば4時間ごとに行う。ただし就寝時は避ける。

(4) 術後2～7日目

口腔内に皮弁が露出している縫合には、強い力での清掃操作は避け、すべての口腔内処置は愛護的操作で行わなければならない。生理食塩水を含ませたスポンジブラシを用い口腔粘膜をぬぐう。創部に貯留する唾液、偽膜、滲出液、痰などをていねいに除去する。乾燥している場合は湿潤するのを待ってから行う。また口唇にはワセリンを塗り乾燥して口腔ケアの際に口唇が傷ついてしまうのを避ける。

可能であれば患者自身に、ブラッシング、含嗽を励行させ口腔内を清潔に保つよう指導する。

2) 舌がん放射線治療時の口腔ケア

(1) 放射線治療の特長

舌がんで口腔が照射野に含まれると、口腔トラブルの発症率は100％である。放射線治療に伴う口腔有害事象は、化学療法によるものと異なり不可逆性で遷延する。放射線治療による口腔粘膜炎は、根治線量を照射する場合6～7週間かかる（60～70Gyの照射線量）。口腔粘膜炎は、照射開始10日頃から粘膜炎や潰瘍が形成し、疼痛が持続する。治療開始後6～8週間が粘膜炎のピークとなる。

放射線治療による口腔乾燥は放射線照射による唾液腺組織の線維化、脂肪変性、腺房萎縮から唾液分泌が低下するため照射後、数年間口腔乾燥が継続する。症状と

しては少しずつ口腔乾燥症状は改善傾向を示すが、照射線量が 60Gy 以上で高齢者の場合症状が遷延する。

（2）口腔ケアの実際

可能であれば放射線治療中の口腔ケアは、患者自身によるセルフケアが基本になる。
A　頻回の含嗽
B　保湿剤の使用
C　歯のメンテナンス（放射線う蝕への対処）

A 含嗽の方法
a 含嗽は最低1日3回、できれば1日8回（約2時間ごと）行う。
b 口腔内に含嗽剤や生理食塩水を含み、30秒のブクブクうがいを基本とする（ガラガラうがいは誤嚥のリスクがあるので避ける）。

B 保湿の方法
a 水を含嗽する保湿は、最も自然であるが効果持続時間が短い。粘膜炎がある場合、しみて疼痛を伴うので、生理食塩水（500mL を注ぎ、食塩 4.5g を溶解させてつくる）が最も刺激が少ない。
b 市販の保湿剤や保湿ジェル、保湿スプレーは、保湿時間が長いので、これを使用するのもよい。

C 歯のメンテナンス（放射線治療開始前より行うのが望ましい）
a フッ素は、歯表面のエナメル質の構造を強化し、耐酸性を向上させ、カルシウムやリン酸を歯面に付着させ、再石灰化を促進する。
b 治療の前後を通じての、フッ化物の塗布を指導する。
c フッ化物の塗布は定期的（年2～4回）に歯科で行うほか、日常生活でもフッ化物入り歯磨き剤を使い患者自身で行う（成人のフッ化物塗布は保健適用外診療）。

3）放射線性骨髄炎の予防処置

放射線性骨髄炎、さらには放射線性骨壊死（図4）に先行して発症する軟組織壊死は、義歯による粘膜圧迫部位に生じやすいので、不適合義歯の調整、う蝕や歯周病の初期治療を歯科で行う。照射部位の顎骨は非常に感染を起こしやすく、抜歯が最大の発症誘因となるので、必要な抜歯は、治療開始2週間前に済ませる。口腔内に金属により治療された歯がある場合、事前に金属を除去するなどの対応が必要である。照射野に含まれる部位の抜歯は原則行わない。必要な場合は、抗菌薬予防投与を行い、抜歯した部分を感染予防のための閉鎖創にするのが望ましい。

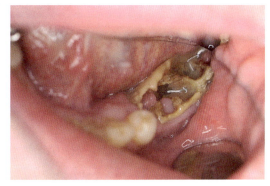

図4　放射線性骨壊死

第2章　症状別口腔ケア

4) 舌がん化学療法の口腔ケア

　舌がん化学療法による口腔有害事象
　抗がん剤投与後には口腔粘膜は細胞分裂が盛んで、抗がん剤の影響を受けやすい部位の一つである。
　口腔粘膜炎は、化学療法に伴う口腔トラブルの代表的なものである。発現頻度は、がん化学療法施行例の 40 ～ 70% とされる。

5) 舌がん化学療法による口腔粘膜の予防処置（表1）

表1　化学療法を受けている患者の口腔の症状

口腔トラブル	原因	病態	症状
口腔粘膜炎	粘膜上皮細胞の広範囲な剥離	口腔粘膜の癒合性びらん、または潰瘍	強い疼痛
口腔感染症	好中球減少による免疫低下に伴う、口腔常在菌への感染	歯周組織に炎症性発赤・腫脹	疼痛、発熱
ヘルペスウイルス	骨髄抑制による免疫低下に伴う、日和見感染	白色の小水疱が、集簇的に発生	持続性の強い痛み
カンジダ症		剥離しづらい白苔	ピリピリと弱い痛み
口腔乾燥症	唾液腺細胞の機能低下	口腔内の湿潤状態低下、唾液の抗菌作用低下	舌炎、口渇感
味覚障害	味覚細胞の機能低下、口腔乾燥	舌苔が多く付着、もしくは乳頭萎縮による舌の平滑化	味覚変化、味覚喪失
歯肉出血	骨髄抑制による血小板減少	ブラッシングなどの機械的刺激による出血	
歯の知覚過敏	神経毒性の末梢神経神経障害による錯覚感		科学的根拠のない、歯がしみる感じ

栗原絹枝ほか．化学療法を受けている患者の口腔ケア．看護技術　2006 ; 52（14）: 33 より引用改変

6) がん終末期患者の口腔ケア

　がん末期の患者は緩和ケア病棟、在宅、病院などで療養している。
　口腔がんの末期とその他のがんの末期とに分けて口腔ケアを考える。

(1) 全身のがん患者への対応

　多くの患者は抗がん剤を服用しているので、その副作用として口内炎や口腔乾燥が出現する。そこで看護師には、毎日の状態に応じて口腔ケアの方法を検討し実施するように指示をしておかなくてはならない。口腔乾燥には、保湿剤が不可欠である。義歯を使用している患者では、食物摂取状況に合わせて義歯を使用できるか否か検

討する。少しだけでも、食物が口腔から摂取できるように努力する。

　歯がある場合には歯ブラシを使用し、粘膜にはスポンジブラシなどを使用するが、それらの刺激が強い場合もあり、患者の様子をみて使用薬剤や物品を考慮しなくてはならない。

(2) 口腔がん

　口腔内にがんが発生しているので対応がとても難しくなるが、口腔ケアをする際に知っておかなくてはならないことは以下のとおりである。

　A　腫瘍の対合に歯が残っている場合、腫瘍が増大してくると、そこの部分へ歯が次第に食い込んでくることがある。予測される場合には早期に抜歯することが必要になる。

　B　腫瘍の中や周辺に歯がある場合、腫瘍の増大に伴い腫瘍内に歯が巻き込まれると、動揺が疼痛のため咀嚼が困難となる。腫瘍内の歯は抜歯できないので早めに歯を削り取る。

　C　腫瘍が増大してくると表面に潰瘍を形成し、表面組織が壊死を起こしてくることがある。潰瘍部などに血液成分、食物、壊死組織などが残留するが、後に腫瘍は増大し閉口できなくなり、また疼痛も増大する。使用薬剤は消毒と殺菌を兼ねた種類が良いと思われる。

　D　口腔乾燥が強くなるため、症状の緩和に各種保湿剤による保湿が有効となる

　E　多種多様な保湿剤や口腔ケア物品が販売されており、①費用、②入手経路、③使用方法、④好みなどの選択のポイントがあるが、施術者はさまざまな情報を入手して、可能であれは試供品を入手して使用感を患者に聞き取り、最も患者に合った物品を使用するのが望ましい。

（夏目長門）

口腔ケア関連用語

歯科領域で使用される用語一覧

用語	解説
印象（imp）	口腔内の型のこと
インレー	う蝕の治療法のひとつで歯に部分的に詰める物
エンジン	歯を削る小型の電気モーター。これにポイントなどを付けて歯を削る
仮封	歯を削った部分に、臨時に詰めること
咬合採得	上の歯と下の歯の噛み合わせを調べること
咬合調整	義歯やクラウンなどの噛み合わせを削って、食べやすく調整すること
根管	歯の神経が入っていた部分
根充	根管充填のこと
根治	根管治療のこと
残根	歯の頭の部分がなくなって根だけになった状態の歯
残存歯	口腔内に残っている歯
歯科用タービン	歯科用の切削器具。圧縮空気によりバーを高速回転させる装置
試適	義歯やクラウンのように被せる物の、適合を調べること
歯磨剤	歯磨き剤のこと
充填	歯に詰めること
浸麻	浸潤麻酔の略。局所麻酔の時に行われる技法
セット	義歯やインレーやクラウンを口の中に装着すること
天然歯	自分の歯
トレー	1．型を取るときに使う器具。これに印象剤を盛って型をとる 2．歯を治療するときに器具を乗せる皿状の物
バー	1．歯を削る器具・タービンにつける物で、長さ1cmくらいの長さ。ダイアモンドが付着されており、それで歯を削る 2．顎の左右にまたがって義歯を作製する場合に、左右をつなぐ役目をする装置。リンガルバー、パラタルバーと呼称する
抜髄	歯髄を全部摘出除去すること
ポイント	1．歯や義歯を削る器具で、5cmくらいの長さの物 2．根管充填するときに使用する材料
補綴	1．欠損した歯に被せること 2．抜いた部分に義歯を作ること

臨床編

第3章
場面別口腔ケア

第 3 章　場面別口腔ケア

在宅における口腔ケア

1）在宅要介護者などの口腔ケアの必要性

　厚生労働省の平成 25 年（2013 年）国民生活基礎調査によれば、介護保険法の要支援または要介護と認定された者の内、在宅者（以下、在宅要介護者などと言う）の介護が必要になった主な原因の第 1 位は脳血管疾患である。脳血管疾患は、嚥下障害の最も多い原因でもある。また、高齢者では高率にサルコペニア（筋肉減少症、骨格筋減少症）を合併し、咀嚼や嚥下に必要な筋肉も減少するため、機能的な嚥下障害が起こる。嚥下障害があると誤嚥性肺炎を起こしやすくなるため、在宅要介護者などには口腔ケアの必要性が高いと考えられる。

2）在宅要介護者などの口腔ケアの現状

　在宅要介護者などの口腔ケアは、約 4 割に訪問介護事業者がかかわっているが、約 5 割は家族等介護者のみで実施されている現状である。このような現状から、介護負担の大きい家族等介護者は、口腔ケアに十分な時間をかけられない場合もある。また、訪問介護事業者がかかわっていても、適切な口腔ケアが実施されていなければ効果的とはいえない。適切な知識・技術をもつ専門職からの支援が必要である。

在宅では口腔ケアの必要性は高いけど、約半数は家族のみで行っているんだね。

　介護保険制度の居宅サービスとして、居宅療養管理指導をする歯科医師が訪問診療する際に、ヘルパーや訪問看護師が同席し、口腔ケアの方法を直接指導してもらっても良いだろう。

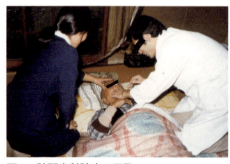

図 1　訪問歯科診療の風景

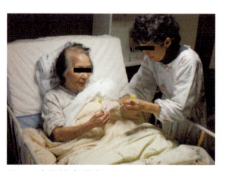

図 2　家族等介護者で行う在宅口腔ケア

❶ 在宅における口腔ケア

3) 在宅における口腔ケアの実際

　在宅で療養する人が必要とするセルフケアの介助については、その家族が中心に行っている。家族内のケアが困難となる老老介護や介護者が生計を任う場合は、ヘルパーや訪問看護、訪問入浴、デイサービスなどを利用してセルフケアの介助が行われる。

　実際に在宅で口腔ケアの介助が必要な方で、家族と訪問看護で口腔ケアを実施し、口腔内の状態を正常に維持している事例を報告する（**表1、表2**）。

> **POINT**
> 在宅における口腔ケアでは、ケアマネージャーとの連携が不可欠です。訪問看護では、医療保険と介護保険の適応を組み合わせることになる。

事例紹介

表1　患者情報用紙

D		患者名　A氏	疾患名　廃用症候群
科		性別　男 (女)	既往歴　腰痛
生年月日		年齢　　　歳	
身長　130 cm		体重　30 kg	
口腔内の状態 乾燥　　　　　　有　　(無) 分泌物の付着　(有)　　無 歯の有無　有（上　本・下　本）(無) 入れ歯　有（上のみ・下のみ・(両方)）　無		エネルギー摂取方法 (経口)　経管栄養（胃瘻・経鼻）　末梢点滴　IVH 経口摂取で普通食を家族の介助で摂取する 以外に栄養補助食品の水分も摂取している	
意識レベル 　　会話に頷き返答したり、会話できる		ADL 　　座位になることはできるが 　　ベッド上で過ごすことが多い	
現病歴			
体温　　　36度前後で経過している			
呼吸状態　　呼吸回数18〜24回/分、SpO₂ 93〜98%内で変動している 　　　　　　両下葉に肺副雑音を認める			
循環状態　　脈60〜70回/分（リズム不整あり） 　　　　　　外気に合わせて末梢冷感出現するがチアノーゼはなく経過する			
消化の状態　ごくまれに食べすぎや排便がしっかり出ていない時は嘔吐する 　　　　　　排便は自然排便もみられるが、殆どは訪問看護時の摘便や浣腸による排泄が促される			
嚥下機能の状態　　水分でむせる時もあるが咀嚼、飲み込みはできる			
口腔ケアについて困ったこと、配慮したこと			
呼吸ケアについて困ったこと、配慮したこと			

第3章　場面別口腔ケア

第3章　場面別口腔ケア

家族構成
次男夫婦と同居
介護者は次男の嫁（70代）
日常生活と介護状況
食事：食事、水分摂取の全介助
排泄：おむつ内失禁あり全介助で交換
清潔：頭髪、顔、口腔、身体全体に全介助でケア
更衣：家族の介助と訪問入浴時に全介助で実施
活動：ベッド上で過ごし、長座位や寝返りはできる
利用している介護サービス：ヘルパー3回／週、訪問看護3回／週、
訪問入浴2回／月

口腔ケアの方法
必要物品と実施方法を下記に記す。

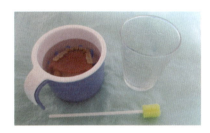

〈口腔ケアの必要物品〉
入れ歯洗浄用の入れ物
コップ
スポンジブラシ

表2　実施方法

口腔ケアの実施手順	状態
入れ歯を外す	
水道でスポンジブラシを用い付着物を取り除き、水を入れた入れ歯洗浄用の入れ物につけておく 歯間に食物残渣が残りやすいため注意している	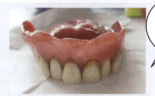 短時間でも水につけ置きすると、汚れが取り除きやすくなるよ
入れ歯外した口腔内を清掃する コップに水を入れてスポンジブラシを濡らし、口腔内の汚れを取り除く 歯茎に食物残渣が付着しているため、歯茎の損傷、出血に注意して実施している 付着物を取り除いた後、洗浄した入れ歯を入れる	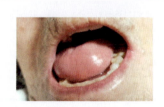

口腔ケアの実施は、看護師の訪問時と、家族にて実施している。
家族で実施しているときは、入れ歯の洗浄剤を使用し、つけ置きしている。
家族で口腔ケアできているが、口腔内の状況を訪問看護で確認している。

口腔ケアの効果

ほぼ寝たきりの状態である利用者に口腔ケアを行うことは、不顕性肺炎の予防につながる。また、舌の汚れを除くことで味覚を残し、経口摂取量の維持に寄与する。誤嚥性肺炎の悪化を起こすことなく生活している。

4) 介護予防としての口腔ケア

口腔ケアは要介護状態になる前からも重要である。平成18年（2006年）の介護保険法の改正により、予防重視型システムへの転換が図られ、要介護状態になることを予防する、または要介護状態の悪化を防ぐ、介護予防という概念が周知された。そして、介護予防事業として、運動器の機能の向上、栄養改善、閉じこもり予防、認知機能低下予防、うつ予防とともに口腔機能向上も対策の一つに位置づけられ、各市町村で実施されている。

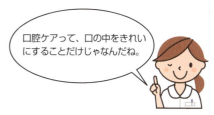

貴島ら（2008）は、大阪府大東市の介護予防教室に参加した65歳以上のハイリスク高齢者41名（平均年齢75.2歳）の口腔機能について、事前・事後評価した結果、口唇閉鎖機能、舌機能、発語機能に有意な改善傾向が認められ、摂食嚥下機能が改善されたことを報告している。

教室参加者の事後アンケートでは、健口体操によって「唾液が出てきて食べ物が飲み込みやすい。」「ゆで卵をお茶なしで食べられるようになった。」「口の周りのしわがなくなった。」「口角が上がった。口が滑らかに動くようになった。」「口腔を軽んじていた。口腔機能の大切さがよくわかった。」などの効果を実感し、これからも続けたいという感想が見られた。

貴島ら（2008）の報告から、介護予防としての口腔ケアは、口腔を清潔にすることだけではなく、口腔機能向上により、摂食・嚥下機能の改善、発声・発語の改善、さらには審美的にも効果があり、高齢者の生活機能およびQOLの向上に重要な役割を果たしていることがわかる。

（田中昭子・藤井三津江）

第3章　場面別口腔ケア

2　災害時の口腔ケア

1) 被災と口腔ケア

　災害により人々は、生命の危機、財産の喪失、大事な人を亡くしたり、喪失から来る心理的打撃を受ける[1]。災害の打撃の中で、災害直後、口腔ケアへの意識は、低下する[2]。このような災害の心理的な影響に加えて、歯ブラシなどの口腔ケア用品の紛失、ライフラインの断絶による口腔洗浄に必要な水の不足、そして避難所などで洗面所が使用できないなど、避難先の環境が口腔ケアの実施をさらに困難にする。その結果、在宅や避難所の被災者に、口腔内の歯垢が多量に堆積した者が多くなり[3]、気管支炎、口内炎、肺炎などの発症が危惧される。

> **POINT**
> 物品の不足、多様な人々と集団で生活することもある。災害による心の反応を理解する。

　阪神・淡路大震災の場合、被災者は自分やまわりの安全が確認でき、仕事や住まいの片がつくのに1,000時間を要し、復興へ進み始めている[4]。また、震災1カ月後においても最も心配なことは余震であり、発災当初から変わらない[5]。このような被災者の心理や避難生活（図1）をとらえ、口腔ケアができない状況を理解し、方法を考えること、被災者がそれを続けられるように支援することが災害時には重要となる。

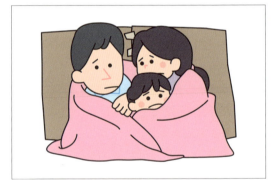
図1　被災者の心理を考えよう

2) 看護のポイント

災害時の口腔ケアでは、以下の点に留意し、ケアを行う。

(1) 被災した人々の心理的打撃を理解する

　被災者は、災害直後、ショックと恐怖で「茫然自失」の状態である。以後1週間頃まで高揚感や疲労のピークと苛立ち、1カ月を経過する頃から落胆と落ち込みはあるものの冷静に事態を見つめ、今後を考えるようになる[6]。被災者の支援は、災害直後から始まる。避難所などで支援活動にあたる際は、被災者の心理的打撃について理解することが重要である。

(2) 適切な方法のために口腔ケアや避難生活をアセスメントする

アセスメントは、口腔の清潔に関わる口腔ケア、義歯、唾液分泌、避難生活の視点からアセスメントする（**表1**）。

表1　災害時の口腔ケアアセスメントの視点

視点	アセスメント項目
口腔ケアの実践	・歯磨きの習慣 ・口腔ケア用品があるかどうか ・洗浄に必要な水は確保できるか
セルフケアの状態	・歯ブラシを用いた歯磨きができるかどうか ・含嗽ができるかどうか ・洗面所まで移動ができるかどうか。 ・義歯の手入れができるかどうか（代わりに手入れをする人は誰か）
義歯と食事	・食事摂取量・内容・回数 ・食事の仕方、よく噛んで食事をしているか ・水分摂取量
口腔ケアに関する避難生活の状態	・避難生活の場で洗面所は使用できるか。 ・洗面所に代わる場所はあるか。
口腔の状態	・舌苔の有無 ・プラークの有無 ・歯肉・口腔粘膜の状態 ・口臭の有無 ・口唇の乾燥 ・義歯の有無と範囲

(3) 少量の水を用いて洗浄する

口腔ケアの基本は、ブラッシングと十分な水を用いた洗浄である[7]が、ライフラインの断絶により、飲料水も制限される避難生活では、口腔ケアに用いる水が十分ではない。ブラッシングの前に歯間などの口腔の汚れを取り除くこと、少量の水を分けて用いることなどが必要である。

(4) 唾液による自浄作用を促す

口腔には、唾液の分泌、摂取した食物の咀嚼や嚥下に伴う舌・口腔周囲の筋の動きなどによる自浄作用がある[8]。唾液は、安静時にも少しずつ分泌されてはいるが食事を摂取し、咀嚼することで分泌される。しかし、心理的ストレス状態では交感神経の活動が高まり、副交感神経の活動が弱まることで唾液分泌量が減少する[9]。したがって、心理的打撃を受けている被災者は、食事摂取の有無にかかわらず、唾液分泌量が減少していることが考えられることから、被災者の口腔ケアでは、唾液分泌を促すケアが必要となる。

POINT
唾液分泌促進のために食事摂取も大切。

(5) 被災者への説明と納得を得る、環境整備をする

口腔ケアに介助を要する被災者の場合、事前にケアの実施や義歯の取り扱いについて説明し、納得を得てから行う。特に口腔ケアの場合、口を開けること、口腔を人に見られることに抵抗を感じる人もいるので、プライバシーの保護に努める[10]ことが重要である。

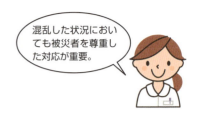
混乱した状況においても被災者を尊重した対応が重要。

3) 口腔ケアの実際

(1) 災害時口腔ケアの方法

災害時の口腔ケアについて、セルフケアができる人を想定した口腔ケアの方法を**図2、表2**に示す。

最小限の水で行うブラッシング		
①物品の準備	準備する物品: 特に少量の「洗口用水」、 「歯ブラシすすぎ用水」 を準備	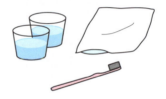
②ブラッシングの前に歯間の汚れをとる	歯間の汚れをとる (指にティッシュペーパーを巻き、取り除く)	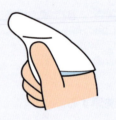
③ブラシについた汚れをとる	歯ブラシの汚れを ティッシュペーパーで取り除く	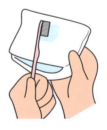

図2 最小限の水で行うブラッシングの方法

(小林洋子)

❷ 災害時の口腔ケア

表2 災害時口腔ケアの方法

口腔ケアの方法	目的	方法	実施上の留意点
最小限の水によるブラッシング	・食片、歯垢の除去 ・爽快感、食欲増進 ・う歯や歯周病を予防 ・口腔内細菌を減少させ呼吸器感染症を予防 ・口臭の予防	物品： 　歯ブラシ、洗口用水（20〜30mL程度）、歯ブラシすすぎ用水（20〜30mL程度）、ティッシュペーパー、歯ブラシ、ナイロン袋 手順： ①湿らせたティッシュペーパーで口唇、口角を湿らせる（口唇、口角の亀裂予防）[11] ②ブラッシング前に歯間の汚れを歯間ブラシやティッシュペーパーで取り除く ③歯ブラシをすすぎ用の水で濡らしブラッシングする。歯ブラシについた汚れをティッシュペーパーで拭き取りながら、再びすすぎ用の水で歯ブラシを濡らしブラッシングする。これを繰り返し、汚れを取り除く ④口腔内全体の汚れが除かれたら、洗口用水で洗口する。洗口用水は2〜3回に分けて用いる ⑤汚れた洗口水などは、洗面所が使えない場合にナイロン袋に吐き出し、捨てる ⑥使用した歯ブラシは、歯ブラシすすぎ用の水で洗い、ティッシュペーパーで水気を切り、乾燥させておく	・歯磨き剤は、洗口の際、水が必要になるので用いない、あるいは少量を用いる[12] ・ブラッシングの際、口腔のどの部分の汚れを取り除くのか、意識して行う[13]
洗口・含漱による口腔ケア	・食物片や歯磨き後の細菌を吐出 ・爽快感を増進 ・呼吸器感染症の予防 ・口臭の予防	物品：10〜20mLの水、あるいは洗口剤、コップ、ティッシュペーパー、ナイロン袋 手順： ①準備した水、洗口剤の半分を口に含み口腔内に行き渡らせる ②口腔内は、上顎に先口液が到達しにくいことから、顎を引き、下を向いて、上顎を洗うようにする[14] ③15〜20秒口腔全体を洗うように含漱し、液を吐き出す ④汚れた洗口水などは、洗面所が使えない場合にナイロン袋に吐き出し、捨てる ⑤残りの水、あるいは洗口剤で①〜③を繰り返す	・洗口剤は刺激の強いものに注意する ・含漱時間は、通常より長く行うと唾液分泌の促進、口腔周囲筋の運動になる[15]
義歯の手入れ	・義歯に付着した微生物による感染を予防する ・義歯の乾燥を防ぐ	物品： 　歯ブラシ、洗浄用水（50mL）、ティッシュペーパー、あるいはウェットティッシュ、保管用蓋付きケース、あるいは蓋付きコップ・ナイロン袋[16] 手順： ①義歯を外す（介助する場合は、説明し同意を得て行う） ②食物残渣の付着を確認し、付着している場合は、ティッシュペーパーやウエットティッシュで取り除く ③歯ブラシに水を少量つけ洗浄する 　水がない場合は洗口液で湿らせたティッシュペーパーで拭く[17] ④義歯の乾燥を防ぐため、水を入れた蓋付きケースやコップに入れて保管する。蓋付きの場合、義歯全体が水に浸からなくてもよい[18]	・保管容器がない場合は、ナイロン袋に少量の水を入れ、保管する。またいずれもない場合は、義歯の乾燥を防ぐため、湿らせたティッシュやペーパータオルで覆う[19]
唾液腺マッサージ	・唾液分泌を促進し、口腔内の洗浄作用を高める ・唾液分泌による抗菌作用を高める[20]	準備： 　立位、あるいは座位をとる 手順： ①耳下腺のマッサージ： 　拇指を除く4指を耳の前方の頬に当て後ろから前に円を描くようにマッサージし（5秒間）、軽く圧迫し、パッと離す。これを3回繰り返す[21] ②顎下腺のマッサージ： 　両手の拇指を顎下に置き、ほかの指で頬を覆うように手指を置く拇指で顎下の内側の軟らかい部分を押す[23] ③舌下腺マッサージ： 　両手の拇指を顎の下に置き、舌の付け根に根に向かい押し上げる	・耳下腺、顎下腺、舌下腺のマッサージを行う ・強く押しすぎない[22]
食事摂取と咀嚼	・唾液分泌を促進し、口腔内の自浄作用を高める ・唾液分泌による抗菌作用を高める	①食事をとる ②よく咀嚼する	

第3章 場面別口腔ケア

寝たきり者の誤嚥性肺炎を予防するための口腔ケアカンファレンスと看護ケア

1）事例紹介

80歳代女性で施設に入所していた。食事摂取量の低下あり、意識レベルの低下で救急来院し、低血糖と誤嚥性肺炎の診断で入院する。自然呼吸にて酸素飽和度95％以上維持できる。分泌物が多く、自己喀出困難で吸引処置を要する。後遺症で左半身麻痺があり、意識レベルはJCS1～2である。糖尿病があり、入院前、インスリンを使用していた。高血圧もあり、入院時血圧は160台であった。

表1　患者情報用紙

口腔内の状態 　乾燥　　　　　　　　　　有　　　　⦿無 　分泌物の付着　　　　　⦿有　　　　　無 　歯の有無　　⦿有（上　本 ⦿下　本）　無 　入れ歯　有（上のみ・下のみ　両方）　無	エネルギー摂取方法 　⦿経口　　経管栄養（胃瘻・経鼻）　末梢点滴　IVH 　1日必要カロリー： 　現在のエネルギー：
意識レベル 　入院前：JCS1～2 　現在：JCS1～2	ADL 　入院前： 　現在：
現病歴　食事摂取量の低下あり、意識レベルの低下で救急来院し、低血糖と誤嚥性肺炎の診断で入院する。自然呼吸にて酸素飽和度95％以上維持できる。分泌物が多く、自己喀出困難で吸引処置を要する。後遺症で左半身麻痺があり、意識レベルJCS1～2である。糖尿病があり、入院前、インスリンを使用していた。高血圧もあり、入院時血圧160台であった。	
体温　　36度台	
呼吸状態　　自然呼吸にて酸素飽和度95％以上維持	
循環状態　　血圧160台	
消化の状態　　食事開始になるが嘔吐なく、便秘、下痢もなし	
嚥下機能の状態　　全粥副食刻みの食事やゼリーでむせ込みあり。	
口腔ケアについて困ったこと、配慮したこと　　食事でむせやすいため、どのように口腔ケアを行うと良いか悩む。	
呼吸ケアについて困ったこと、配慮したこと　　なし	

入院時より、意識レベルが回復し食事開始となるが、ほとんど経口摂取していない。食事形態は、入院前の施設と同様の全粥、副食刻み食にするが、むせ込みがあり、さらに食欲低下を起こしていた。そのため、ゼリーの摂取を試みるが、ゼリーも同様にむせ込みがみられた。また、食事中に会話することもむせる要因となると考えられた。

入院時の状態を患者情報用紙にまとめた（**表1**）。

2）口腔ケアカンファレンスの内容と事例経過

全粥、刻みでとろみ食、ペースト状食でもむせがみられた。食事中に会話することもむせる要因となっている。そこで病日2日目に誤嚥することなく、経口摂取ができるための看護ケアを検討した。その内容を**表2**にまとめた。

表2　事例検討会1回目

検討内容	・奥の方に食塊を入れることで嚥下はスムーズにできる ・ゼリーはむせなく摂取できる ・脳梗塞の後遺症もあり、高齢のため、嚥下機能の低下を起こしているのではないか ・嚥下運動で、口だけでなく、首の運動を取り入れると良いのではないか ・姿勢が傾くことがあるので、食事時の姿勢を整える
追加する項目	・食物は奥の方に入れる ・全粥にとろみ剤を追加する ・副食のペースト状にとろみを付ける ・嚥下運動で口と首両方をすすめる。運動の中でできる所、できない所を観察する 　観察のポイント：舌の動き、首の動き、開口状態、口腔内の状態、座位の姿勢をみる
今後の方針	・嚥下機能評価をST（言語聴覚士）に依頼する　　ここからSTが介入。 ・誤嚥を起こさないようにする ・経口摂取の変化を評価する

事例検討会を基に実施した口腔ケアとそのときに観察した内容を**表3**にまとめた。

表3　口腔ケアアセスメントの視点

実施した口腔ケア	観察内容
嚥下運動、歯磨き、含嗽の介助	肺副雑音なし。舌運動、口唇運動促すが拒否。自己排痰促すがしっかりとできず。嚥下運動協力的であり、自動運動可。マウスケア時の含嗽が困難。口に水を含むことが難しい
食事のとろみ具合を強化	とろみを強くすることでミキサー食を誤嚥なく嚥下できる 咽頭のバブリングサウンド（ゴロゴロ）聴取時、ゼリーを食介すると嚥下良好となる

ケーススタディ

　口腔ケアのほかに1日1回の車椅子移乗を行った。また、ST（言語聴覚士）を依頼し介入によって行われた嚥下機能評価の結果を確認した。さらにSTによって間接、直接嚥下訓練が実施された。

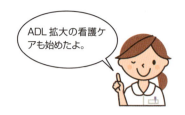
ADL拡大の看護ケアも始めたよ。

　事例検討会後、栄養士と相談し、お粥、副食ペーストにとろみ具合を強くしたことで、むせることなく、経口摂取できるようになった。

　車椅子に移乗することで覚醒し、覚醒しているときは、経口摂取が進み、経口摂取量も徐々に増えた。しかし食事摂取量は、ゼリーだけや全量の8割ほどのときと変動がみられた。

　病日10日目に実施した口腔ケアと誤嚥を起こしていないか評価の事例検討会を行った。その内容を**表4**にまとめた。

表4　事例検討会2回目

検討内容	・嚥下運動は、覚醒していれば実施可能。覚醒しているときに進めていくことが必要 ・嚥下運動で、首の動きは悪くないが、舌の動きが悪いため、食物を奥の方に入れたほうが良い ・集中力が続かないため、むせることがある ・食事量が2〜3割だが、むせることが少なくなり、食事量も増えてきている ・家族の食べさせたいという思いも含めて、食事の形態を考えながら、勧めていく ・ゼリーは比較的好んで食べる
追加する項目	・覚醒状況が悪い時は、好きなゼリーからすすめて覚醒を促す ・咽頭部に食物が溜まってきたらゼリーを摂取して、嚥下を促し、食事を勧めていく ・集中力が続かないときは無理をしない
今後の方針	・誤嚥を起こさないようにケアを継続する ・食事が、5割以上摂取できることを目指す

　事例検討会を基に実施した口腔ケアとそのときに観察した内容を**表5**にまとめた。

表5　実施した口腔ケアの内容と観察内容

実施した口腔ケア	観察内容
自己での経口摂取の見守りと、含嗽の介助	時々むせ、食物残渣を吐き出す。嚥下スムーズ。分泌物粘稠。自己にてスプーンで口元まで運ぶ。スプーンいっぱいにすくうことがある。スプーン1杯量少ないが、口へ運ぶペースが速い

　口腔ケアの他に1日1回の車椅子移乗を継続した。それにより覚醒していることが増え、経口摂取時にむせることも減り、自己で摂取する部分が増えた。経口摂取量の変動が減り、食事もほぼ10割摂取できるようになった。STによって間接嚥下訓練、直接嚥下訓練、嚥下機能評価が行われた。嚥下機能の低下はあるが経口摂取は可能である。むせの早期発見をするための見守りが必要であることを確認した。

病日 17 日目、経口摂取時に留意する点を統一したことで、誤嚥を起こすことなく、経口摂取できているか評価の事例検討会を行った。その内容を**表 6** にまとめた。

表 6　事例検討会 3 回目

検討内容	・咽頭部に食物が溜まらなくなった ・食事は 10 割摂取できるようになってきた ・意識レベルが改善傾向にあり、覚醒してきた ・食事前のセッティングをすれば、本人の意思で経口摂取できている。しかし、食べるペースが速い。そのため、誤嚥のリスクは高い。経口摂取時の看護師もしくは家族の見守りが必要になる ・分泌物自己喀出は困難で、適宜吸引は必要 ・明らかな誤嚥の症状はない
追加する項目	・看護師または、家族の見守りのもと、経口摂取する ・覚醒状況、食べるペース、一口量、ポジショニングを確認していく
今後の方針	・看護師または家族の見守りのもと、自己で経口摂取ができるようにする ・食べるペースが速いため、調整する

事例検討会を基に実施した口腔ケアとその時に観察した内容を**表 7** にまとめた。

表 7　実施した口腔ケアの内容と観察内容

実施した口腔ケア	観察内容
経口摂取時の見守りと時々介助	経口摂取のスピード少し早めだが、嚥下問題なし。嚥下していないのに次々と口に運ぼうとする
含嗽の介助	口腔内乾燥、トラブルなし。口腔内食物残渣なし。肺副雑音なし

　1 日 1 回の車椅子移乗から、食事ごとに車椅子へ移乗することに変更した。また、入院前と同様の副食刻みでとろみ付に変更した。変更後もむせることなく経口摂取できた。
　経口摂取後も誤嚥性肺炎を悪化することなく病日 38 日目、入院前に入所していた介護老人保健施設へ転院となった。

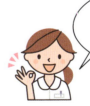

口腔ケアだけでなく、ADL 拡大も状況改善には必要！　結合した看護ケアの実践を目指そう！

（藤井三津江）

基礎編

第4章
口腔ケアの基礎知識

第4章　口腔ケアの基礎知識

1　今なぜ、口腔ケアが重要視されるのか

1）生涯にわたり経口摂取するための口腔ケア力の育成

　生涯にわたって口から食物を摂取して体内に必要な栄養素を取り込むためには各人が口腔清掃の実施や口腔機能の維持向上に必要な口腔ケアを行うことが必要である。口腔内を清潔に保つ効果は**図1**に示した。

　平成19年（2007年）の「新健康フロンティア戦略」では、健康寿命の延伸を目標とする取り組むべき課題として「歯の健康」が挙げられている。平成21年（2009年）には「噛ミング30（カミングサンマル）」運動も始まった。噛むことの効果は**図2**に示した。

　平成23年（2011年）成立の「歯科口腔保健の推進に関する法律」では、口腔機能の維持・向上を目指し、法律の目的と理念は **P.144 参考資料**に示した。

①舌がきれいになると味蕾が鋭くなり、薄味でも美味しくなる
②きれいになったという気持ちよさが体験できる
③歯磨きのときに、口を大きく開け、歯ブラシで頬や口を引っ張ったり、ブクブクうがいをして、ストレッチをしたり、唇、頬、舌の筋肉を鍛える。つまり歯磨きは、唇・頬・舌の筋肉トレーニングとなる
④歯や舌の汚れを取って口臭の予防できる
⑤歯の汚れはむし歯や歯周病の原因となり、入れ歯の汚れは歯肉の腫れや口内炎の原因となるので、清潔にするとこれらに疾患を予防する
⑥口腔内の細菌を減らし、嚥下性肺炎を予防する

図1　口腔の清潔による効果

①噛むときに働く口の周囲の頬の筋肉は笑顔になるときも働くので、顔の表情筋のトレーニングになる
②噛むことにより脳が刺激を受け、活発に働く
③食べ物の本来の味は噛み砕かれて唾液に溶け出してから舌の味蕾で感じられるので、食べ物が美味しくなる
④口や頬の筋肉が動き、その刺激で唾液が多くでて、食べ物は唾液によってまとめられ、軟らかい塊となって飲み込みやすい状態となる
⑤発音に関係する唇や舌の筋肉が鍛えられるので、言葉の発音がしっかりする。
⑥噛むことによって、食物が細かく砕かれ、胃での消化が楽になる、また、噛む刺激が脳に伝わり胃液が出るようになるので、胃での消化吸収を助ける

図2　よく噛むことの効果

2）口腔機能の維持向上と健康長寿の延伸

　高齢者の生活レベル低下を早期に発見し、廃用症候群の予防や寝たきり予防を目指すきっかけとして、**口腔機能の評価**が重要である。そこで厚生労働省は介護保険事業で**口腔機能の向上**などのプログラム実施を推奨し、口腔機能向上加算を算定している。口腔機能の向上プログラムは平成21年（2009年）『口腔機能向上マニュア

①固いものが食べにくいですか
咀嚼機能は早期に低下しやすいので、無意識に軟らかいものに代えている、そして咀嚼機能を自覚していないことが多い

②お茶や汁物などでむせることがありますか
むせは嚥下障害を推し量る重要な症状であり、さらさらした液体はむせやすい。さらさらした液体は咽頭を通過する速度が速いので、嚥下機能が低下している場合は咽頭蓋が気管に蓋をすることが遅れ、咽頭や気管に流入してしまうためである。むせは食事形態や食事姿勢の影響を受けるので、口腔機能と食環境を総合的に評価できる。むせがあり食事中に喘鳴（呼吸とともにゼーゼー言う）が認められたり、呼吸に苦しむ状態がみとめられたときには嚥下機能に著しい低下が疑われ、上気道感染や窒息の可能性がある

③口が渇きやすいですか
唾液による潤いが保持されているかを評価する

④薬が飲み込みにくくなりましたか

⑤話すときに舌がひっかかりますか

⑥口臭が気になりますか
口臭の原因は歯垢、食物残渣、舌苔などの汚れ

⑦食事にかかる時間は長くなりましたか

⑧薄味がわかりにくくなりましたか

⑨食べこぼしがありますか
口唇閉鎖が十分でないと、咀嚼中に食べこぼしが見られる、嚥下の際に口唇閉鎖ができないと口腔内圧が適正に保たれず飲みづらくなる、食べこぼしは口唇閉鎖機能の低下のスクリーニングとして重要である

⑩食後に口の中に食べ物が残りやすいですか
舌や頬の動きが悪くなると喉のほうに食物を運びにくくなり、飲み込んだ後でも口の中に食べ物が残るようになる

⑪自分の歯または入れ歯で左右の奥歯をしっかりと噛みしめられますか
奥歯、入れ歯、顎関節、咬筋に問題があると噛みしめることが困難になる、困難になると咀嚼筋の筋力が低下する

図3　口腔機能自己チェックシートとその理由
（備考）判断としては、①から⑩の設問にいいえ、⑪にできないまたは片方だけできる場合は、口腔機能の低下の可能性があるので、口腔機能低下を防止する機能訓練を行う。

第4章 口腔ケアの基礎知識

ル〜高齢者が一生おいしく、楽しく安全な食生活を営むために〜（改訂版）』で示した。

口腔機能自己チェックシート 11 項目があり、その項目と理由を**図3**にまとめた。経口摂取の効果を**図4**に示した。

唾液には**図5**に示したような働きがあるので、口を動かして唾液の量を多くしたり、また薬の影響で唾液が少なくなっている場合は耳下腺、顎下腺、舌下腺のマッサージをすることも必要である。

1. 食べる楽しみを得ることから、生活意欲の高揚が図れる
2. 会話、笑顔がはずみ、社会参加が継続する
3. 自立した生活と日常生活動作の維持・向上が図れる
4. 低栄養、脱水が予防できる
5. 誤嚥、肺炎、窒息の予防ができる
6. 口腔内の崩壊（う歯、歯周病、義歯不適合）の進行を抑止できる
7. 経口摂取の質と量が高まる

図4　高齢者が食物を経口摂取する効果

①食物をうまく噛み砕き、これを軟らかい塊としてまとめ、飲み込みやすくする
②食物の味物質を溶かして舌の味蕾で味を感じやすくする
③食べ物のカスを洗い流して、口の中をきれいにする。乾くと汚れやすくなり、口臭の原因となる
④舌が滑らかに動き、会話がしやすくなる
⑤でんぷんを麦芽糖（マルトース）に分解して甘みがでる
⑥抗菌作用がありむし歯を防ぐ作用がある

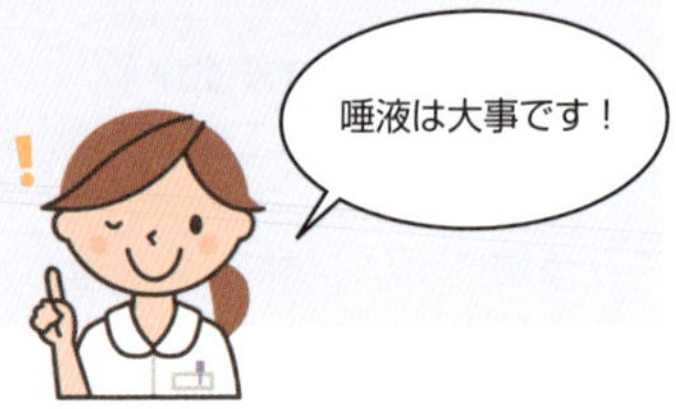

図5　唾液の働き

唾液は大事です！

（小西美智子）

第4章　口腔ケアの基礎知識

2 口腔の働きと仕組み

1）口腔と消化・呼吸

ヒトは生きていくうえで栄養や酸素を摂取しなければならない。体内に取り込まれたものは、身体を維持するためのエネルギーに変化し、生命の活動に貢献する。口腔は、その入り口として存在しており、消化器、呼吸器のほかに感覚器、運動器としての役割を果たす。

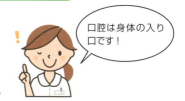
口腔は身体の入り口です！

（1）口腔の働き

①消化器

食物は捕食され、口腔に入ると、まず歯で噛み砕かれ、唾液と混ざり、飲み込みやすい食塊となる。その後、咽頭から食道を通り、胃へと運ばれる。そこから十二指腸、小腸、大腸で分解・吸収され、不要なものは糞便として排泄される（図1）。これらは一連の流れで存在し、食物を体内に取り入れることを**摂食**、食物から食塊をつくることを**咀嚼**、飲み込むことを**嚥下**と言う。

②呼吸器

呼吸は外界から空気を取り入れ、肺で空気中の酸素と、代謝により生じた二酸化炭素をガス交換する。呼吸運動の際の空気の通り道を**気道**と言う。空気は、吸気として鼻腔、咽頭、喉頭、気管、気管支を通り肺へ到達し、呼気として同じ道をたどり、流出する。

③感覚器

口腔は食物を味わい、楽しむ場所でもある。口腔組織は飲食物からの刺激を受ける感覚器でもある。口腔内で与えられた刺激は神経を介して大脳に伝わり、味覚、触覚、圧覚、痛覚、温度感覚となる。

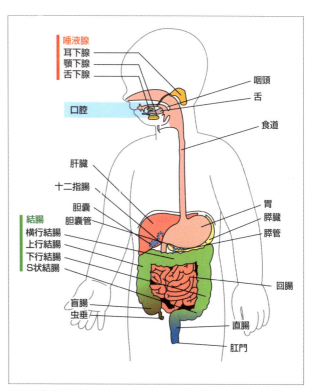

図1　消化器系

第4章　口腔ケアの基礎知識

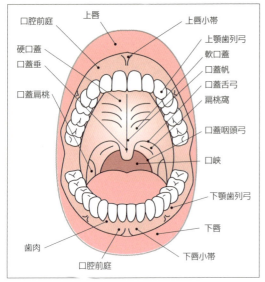

図2　口腔

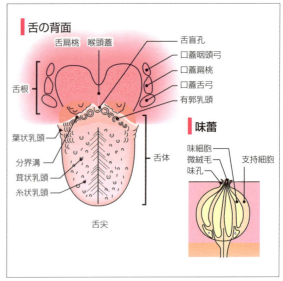

図3　舌

④運動器

口腔は骨、筋肉、関節、神経とさまざまな運動器があり、その機能の維持は摂食、嚥下機能に深くかかわりを持っている。

（2）口腔の仕組み

口腔は、前方は口唇（こうしん）（上唇・下唇）、側方は頬、上方は口蓋（こうがい）（前方 2/3 を硬口蓋・後方 1/3 を軟口蓋）、下方は舌を含む口腔底、後方は咽頭に連なる口峡までを指す（図2）。

①口蓋（硬口蓋と軟口蓋）

硬口蓋（こうこうがい）は、口蓋粘膜に覆われ、その内部に上顎骨と口蓋骨がある。舌が食物を押しつけて潰す場所としての役割を担う。

軟口蓋（なんこうがい）は、その内部に骨がない。後部は口蓋帆となり、口蓋帆の中央部は後下方に突出し、口蓋垂となる。重要な調音器官であると同時に、哺乳時、嚥下時は、軟口蓋を挙上し、鼻腔と口腔を遮断する。

②頬

頬は、口腔粘膜と皮膚に覆われる。正常な口腔粘膜は、常に唾液で湿潤な状態に保たれる。頬の内側は、頬筋があり、喜怒哀楽の感情を表現すると同時に、食塊形成時に食物が口腔前庭に落ちないように、適切な噛み位置に食物を移動させる。

③舌

舌は、消化器、感覚器、運動器として働く。表面の粘膜は味蕾（みらい）があり、味覚を感じる中心となる（図3）。舌の前方の大部分は舌体（ぜったい）、その前端部は舌尖（ぜっせん）、後方は舌根（ぜっこん）と言う。舌体の表面は舌乳頭（ぜつにゅうとう）という小突起が存在する。舌乳頭は、葉状乳頭、糸状乳頭、茸状乳頭、有郭乳頭の4種類に分類される。

❷口腔の働きと仕組み

④唾液腺

唾液腺は、大唾液腺として耳下腺、顎下腺、舌下腺の3種類がある（図4）。小唾液腺として口唇腺、頬腺、臼歯腺、口蓋腺、舌腺がある。耳下腺は最大の唾液腺で、両側の耳介前方部に存在し、上顎第一大臼歯の高さで口腔前庭に開口する（図4）。唾液腺は漿液腺、粘液腺、混合腺に分けられる。漿液腺が分泌する唾液はサラサラして消化酵素に富んでおり、粘液腺は粘りのある唾液を分泌する。耳下腺は純漿液性、顎下腺は大部分が漿液性で一部のみ混合性であり、舌下腺は混合性である。唾液の成分はほとんど水分であり1日約1.5L分泌する。

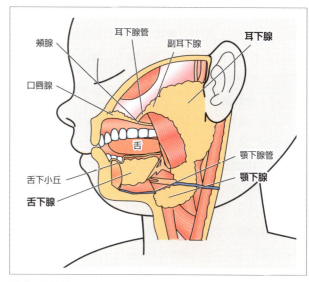

図4　唾液腺

⑤歯と歯周組織

歯は、顎骨に一列に並び、歯の周辺の骨は、歯槽骨と呼ぶ（図5）。歯槽骨の表面を覆う粘膜が歯肉である。歯は、歯肉の外に現れた部分を歯冠、歯肉に隠れる部分を歯根と言う。歯冠は硬組織であるエナメル質、象牙質、歯根はセメント質、中心部は血管や神経が通る歯髄からなる。歯は乳歯と永久歯の2種類があり、乳歯は20本、永久歯は32本（親知らずを除けば28本）である。歯槽骨と歯根の間は歯根膜という繊維組織があり、歯と骨を強固に結合する。歯肉と頬粘膜の間は、小帯というヒダがあり、部位により上唇小帯、頬小帯、下唇小帯がある（図2）。

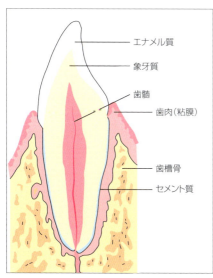

図5　歯・歯槽骨・歯肉

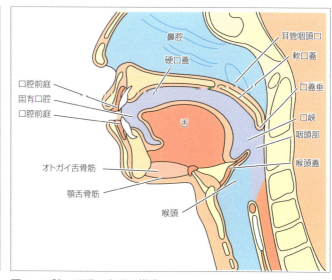

図6　口腔・咽頭・喉頭の構造

第4章　口腔ケアの基礎知識

⑥咽頭のつくり（図6）

咽頭は鼻腔・口腔と、食道・喉頭との間にあり、その内腔を咽頭腔と言う。長さは約12cmで、鼻部、口部、喉頭部の3部に分かれる。臨床的には、それぞれ上咽頭、中咽頭、下咽頭と呼ばれる。

⑥-1　上咽頭

上咽頭（鼻部）は、軟口蓋より上方を指し、前方は後鼻孔で鼻腔に通じる。嚥下時には軟口蓋が挙上し咽頭後壁に接することで、食塊が鼻腔に逆流するのを防ぐ。

⑥-2　中咽頭

中咽頭（口部）は、上方が軟口蓋の高さまで、下方は舌骨の高さで喉頭蓋を横切る位置にある。前方は口腔に通じる。舌根部から喉頭蓋にかけてヒダがあり、ヒダの間にあるくぼみは喉頭蓋谷と呼ぶ。

⑥-3　下咽頭

下咽頭（喉頭部）は、咽頭の下方1/3を指し、喉頭蓋の上縁から、下端は食道に移行する。前壁の上部は喉頭蓋、下部は輪状軟骨後部からなり、中央に喉頭口がある。喉頭口の両側には梨状陥凹（梨状窩）という凹みがあり、食塊の通り道になる。また喉頭蓋は、飲食物が咽頭通過時に蓋のように閉まり、飲食物が誤って気管や肺に侵入するのを防ぐ。喉頭蓋の働きが上手くいかないことで誤嚥が起こる（図7）。

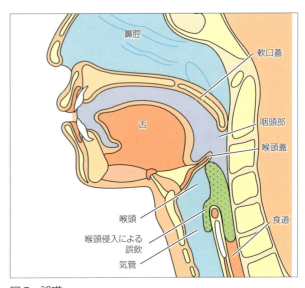

図7　誤嚥

（泉繭依・齋藤拓実・鈴木俊夫）

第4章　口腔ケアの基礎知識

３　口腔ケアの基本

1）口腔ケアの必要性

　口腔内は細菌が増殖しやすい条件が揃っているため、感染源になりやすい。さらに、口腔は呼吸器や消化器に通じる入り口であり、唾液腺や耳管が開口している。そのため、口腔内の汚染は全身性の感染症を引き起こすことになりかねない。また、口腔内の汚染は、自分を不快にするとともに口臭のもとになる。さらに、味覚にも影響を及ぼす。つまり、おいしく食事を摂り、有意義な生活を送るために、口腔ケアは必要である。

2）口腔ケアの目的

　口腔ケアの主な目的は**口腔内の清潔保持**と**歯肉への刺激**である。そのことにより、誤嚥性肺炎などの**感染予防**や**食欲増進**、**生活リズムの調整**といった作用が引き起こされる（図1）。

感染予防のためにも口腔ケアは大切なんだ！

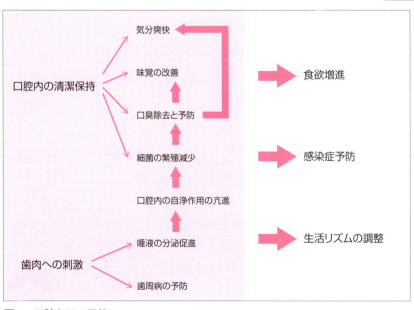

図1　口腔ケアの目的

3）口腔ケアの基本技術

（1）実施前のアセスメント

口腔ケアを実施するためには、必要な情報（**P.144 参考資料**）を収集し、その情報をもとに患者の状態をアセスメントし、個々の状態に合わせた方法を選択する。

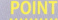
POINT
対象の状態に適した物品を選択し、組み合わせて用いることが重要です。

（2）必要物品の準備

歯ブラシ、歯磨剤と水を使用するのが一般的である。しかし、患者の個々の状態に応じて、**補助清掃用具**や口腔保湿剤などを選択し、組み合わせて使用することで効果を高めることができる。

患者の状態に応じて用いられる物品としては、**補助清掃用具**：ワンタフトブラシ、デンタルフロス、歯間ブラシ、舌クリーナー、舌ブラシ、スポンジブラシなど、口腔保湿剤、洗口液、含嗽液（**詳細は P.133 ～ P.137 第 4 章 6「口腔ケアの器械・器具と使用方法」参照**）、ガーグルベースン、コップまたは吸い飲み（水または微温湯入り）、タオル、ティッシュペーパー、吸引器、開口保持器具（バイトブロック、指ガードなど）、ペンライト、舌圧子、デンタルミラー、ディスポーザブルシート、手袋、エプロン、マスクなどが挙げられる。

（3）患者への説明と同意

- 口腔ケアの必要性と期待できる効果、具体的な方法を説明する。
- 患者がケアをイメージできるように説明し、協力して欲しいことを伝える。
- 口腔ケアの実施の同意を得る。

（4）実施

口腔ケアの基本は、ブラッシングと水を用いた洗浄である。援助を行うにあたり、以下の項目をポイントに実施する。

①患者の体位の確保

安全で安楽な体位を保持する。

②含嗽

まず**含嗽（がんそう）**を行う。含嗽とは、口の中に水や洗浄剤を含んで、口の中や喉をすすぐことである。含嗽の目的は、大きな食物残渣を除去することと口腔内の保湿である。一般的には水を用いて行う。

含嗽には、**ブクブク**と**ガラガラ**の順に含嗽を行う（**P.144 参考資料**）。

含嗽できる患者の場合は、1 回 20 ～ 30mL 程度の少量の水を口に含み、口腔内全体に行き渡らせた後、吐き出す。これを 4 ～ 5 回繰り返す。

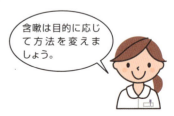
含嗽は目的に応じて方法を変えましょう。

③ブラッシング

ブラッシングは1日1〜3回程度行う。歯ブラシはブラッシング圧が強くなりすぎないよう、ペングリップで歯ブラシを持つ（図2）。原則として、一定のルールを決めて磨くことで、磨き忘れを防ぐことができる（図3）。

ブラッシング方法には、さまざまな方法があるが、力の弱い子どもや高齢者にはフォーンズ法（図4a）が実施しやすく、成人ではスクラビング法（図4b）やバス法（図4c）が歯垢除去と歯肉マッサージの点から適している。どの方法でも、歯を1本ずつ磨くつもりで歯ブラシを小刻みに動かし、確実に歯垢を除去する。歯間に歯垢や食物残渣が残存している場合は、デンタルフロスなどの補助清掃用具を使用し汚れを取り除く。

舌のケアも実施する。舌の手入れが不十分だと、舌苔が肥厚し、細菌繁殖の温床となる。

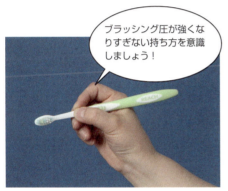

図2　歯ブラシの持ち方：ペングリップ　　図3　ブラッシングの順序の例

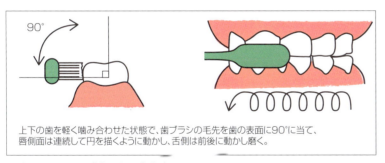

図4a　フォーンズ法による磨き方

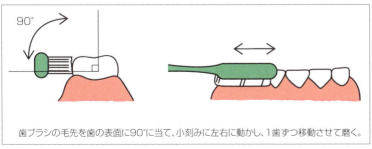

図4b　スクラビング法による磨き方

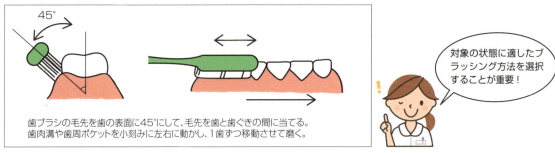

図4c　バス法による磨き方

④洗浄
歯垢や食物残渣などを除去したら、十分な水または微温湯で汚れを洗い流す。含嗽できる場合は、繰り返し含嗽を行い洗浄する。

⑤保湿
口腔内が乾燥している場合には、口腔保湿剤や人工唾液などを使用し、乾燥を予防する。また、口腔ケアの後は、口周りを清拭し、口唇にリップクリームなどを塗布し乾燥を防ぐ。

(5) 評価
口腔ケアの目的を達成できたか、実施中および実施後に以下の項目について評価を行う。

①**実施中の評価**　・誤嚥がないか

②**実施後の評価**（表3）

表3　口腔ケア実施後の評価項目

客観的評価	主観的評価
1. 食物残渣は除去できたか	1. 爽快感を得られたか
2. 歯垢は除去できたか	2. 気分不快はないか
3. 舌苔や口腔内に付着していた分泌物などを除去できたか	
4. 口臭はないか	
5. 歯肉や口腔粘膜に損傷や出血はないか	
6. 口腔粘膜や口唇に乾燥はないか	
7. バイタルサインに大きな変動はないか	
8. 表情や顔色は良好か	

（三吉友美子・皆川敦子）

第4章 口腔ケアの基礎知識

4 義歯

1) 義歯の使用目的

　義歯の使用目的は、**咀嚼機能の改善**や**発音発語機能の改善**である。下顎や嚥下の安定に歯や義歯は関与し、経口摂取しなくても歯（義歯）と嚥下（だ液嚥下）の関わりは重要である。また、歯や義歯がないと、上下の歯肉は接触しないため舌を歯肉の間に挟んで嚥下するが、口蓋に舌背は接触しにくく、咽頭内圧が低下し誤嚥する危険も高くなる。

歯や義歯がないと、咽頭内圧が低下し、誤嚥する危険が高くなるよ！

2) 義歯の特徴（図1〜図4）

　義歯の原材料は、レジン（プラスチック）が主で、残存歯にかけるクラスプ（バネ）には金属が使われている。

　総義歯は、人工歯と義歯床から構成され、部分床義歯は、残っている歯にかけるクラスプ、人工歯、義歯床から構成されている。義歯には保険適用のものと保険適用外のものがある。義歯はバネ以外の部分はすべてプラスチックでできているため、義歯が不適合の場合は、換床法（リベース）や義歯床の一層を落としてその部分だけを作り替える（リライニング）などで修理できる。ブリッジやインプラントは、取り外しができない固定性の修復物のため、咀嚼時には残存歯に過負担になる。

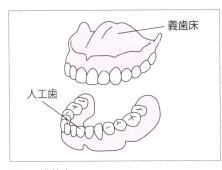

図1　総義歯

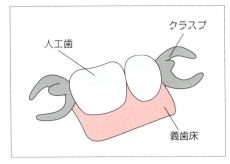

図2　部分床義歯

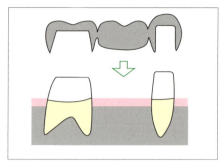
図3 ブリッジ

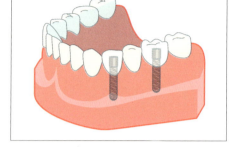
図4 インプラント

3）義歯の清掃目的

　義歯は複雑な構造のため不潔になりやすい。義歯の清掃目的は、口腔軟組織への刺激物除去、口臭防止、義歯の維持、誤嚥性肺炎やインフルエンザなど感染症防止である。部分床義歯の場合は、残存歯のう蝕や歯肉炎の予防も重要な目的となる。
　義歯のケアは、①流水の下で洗う。②歯ブラシ（義歯用はブラシ）でブラッシングする。③専用の義歯洗浄剤中へ浸漬する。義歯の歯ブラシによる清掃は毎食後行い、洗浄剤は1〜2週間に1回程度を使用する。義歯は乾燥すると変形する可能性があり、不使用時は水につけておく[3]。

> **POINT**
> 義歯の清掃目的は、刺激物除去、口臭防止、義歯の維持、誤嚥性肺炎や感染症防止。

4）義歯装着者への看護

　意識障害、運動麻痺がある患者は、口腔の感覚が鈍くなり、誤嚥の危険性が高くなる。動かない場合や長年の義歯を使用で、咬合が磨り減ることがある。また、急性期で義歯を外したままで、痙攣や過緊張などで残歯が歯肉を切傷することもあるため注意が必要である。不適合な義歯装着によって、白斑症様病変を生じることもある。義歯の適合状態、嚥下との関係での異常などは早期に発見し、歯科と連携をとる。そのためには、患者の病状、症状や状態に合わせて、義歯装着の有無は当然であるが、呼吸、嚥下、義歯の管理状況や使用常用など義歯装着の評価をする。

> **POINT**
> 義歯の適合状態、嚥下状態などを観察し、早期に発見する。歯科との連携が不可欠。

5）ケアのポイント

　看護師は、義歯の形態、義歯床粘膜面の状態、義歯の着脱性、義歯床の形態と適合性、咬合関係、装着など観察が欠かせない。そのうえで、口腔機能のアセスメントと義歯の効果を観察し、義歯の衛生管理に努める必要がある。口腔カンジダ症の発症リスクは義歯装着者で高いとの指摘もある[6]。

①義歯洗浄時

　義歯は患者の体の一部であり、取り扱いは慎重に行う。長期に使用している義歯ほど、ブラッシングだけでは保清が不十分であり、洗浄剤の併用が望ましい。口腔

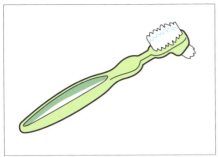
図5 義歯ブラシ

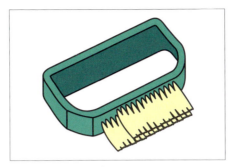
図6 自助用義歯ブラシ

内のトラブルを見逃さないよう、義歯装着時や外した際の口腔内の観察を十分行う。

自立を目指した義歯洗浄自助具として、義歯清掃用の自助具ブラシ（**図5、図6**）もあり、できることは自ら行ってもらうことが重要である。

②全身状態の把握

義歯の装着期間や予後に影響するため、全身の健康状態を把握する必要がある。

健康状態不良の場合、義歯に対する患者の満足度は低く、義歯にも順応しにくい[4]。糖尿病など、新陳代謝障害、極度の貧血患者は粘膜の刺激に対する抵抗力が弱く、床下組織が損傷を受けやすい。高血圧や心臓疾患の患者では、抜糸や前処置など外科的処置に際し、血圧や心拍の上昇を伴うため注意が必要である[5]。

③定期検診の必要性

新義歯装着後の義歯への適応を速やかにするために義歯の調整は複数回必要である[7]。顎堤の吸収は加齢とともに進行し、咬合の経時的変化は無症状で気づかないうちに徐々に進行するため、定期検診が望ましい[8]。

④義歯使用時

食事の仕方、義歯の着脱、夜間の義歯の取り扱いなどを確認し、適宜指導を行う。全部床義歯装着者は、前歯部顎堤に圧が集中し、義歯の不安定、上顎前方部の顎堤粘膜の異常、顎堤の吸収が起きやすいので、前歯で食物を咬断しないように指導する。義歯の着脱は、義歯を水にぬらす。全部床義歯は、義歯を外すときは、義歯の前方部を粘膜側に押し、吸着現象を破ってから外すようにする。部分床義歯は、無理に力を加えず、着脱方向に沿って行う。装着時は指で最後まできちんと装着し、咬み込みをしない、外すときは支台歯に手指をあてて側方ストレスを避ける。

夜間は義歯床下粘膜回復のため、義歯をはずし、水中に保管する（**図7**）。

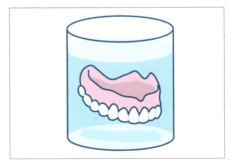
図7 義歯は水中に保管

（水谷聖子）

第4章 口腔ケアの基礎知識

⑤ 口腔の見方、アセスメント、デンタルネグレクト

1) 口腔の見方

　口腔ケアを行う時は、口腔の状態を把握するだけでは患者に合わせた口腔ケアができず、さらには、口腔ケアを行うことで患者の心身の状態を悪化させることもあるため、患者の状態を把握することも大切になる。

表1　患者情報用紙

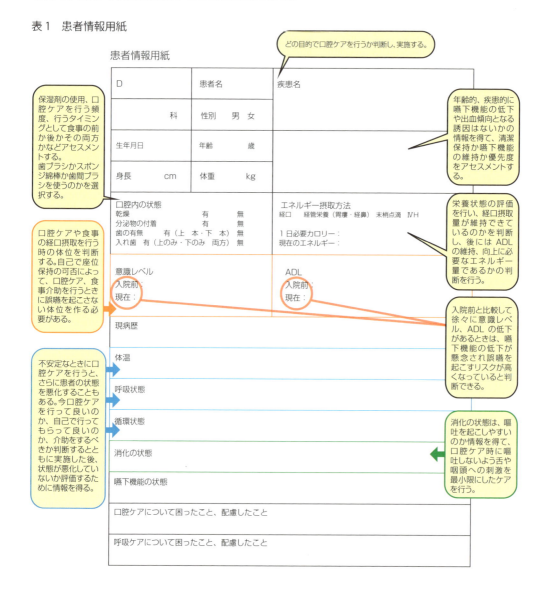

128

口腔ケアを行う目的は口腔内の保清と経口摂取への準備と経口摂取量の維持、嚥下機能の維持がある。どの目的で口腔ケアを行うのかを判断し、実施するために**患者の状態を把握する**。

　そこで、口腔や患者の全身の状態を観察し、**口腔ケアの方法、実施する時期をアセスメント**し計画を立案・実施する。そこで、口腔ケアを行うにあたり、患者の情報を共有できるよう用紙の作成をすることも一つの方法である（**表1**）。

2）情報を基にアセスメント

　得られた情報を基に口腔ケアの時に何を観察し、どのようにアセスメントしたのか、また、カンファレンスなどで話し合った内容を情報用紙と同様に共有できるよう用紙を作成して記入することも一つの方法である（**表2**）。そこから、口腔ケアの方法を計画することで、より個別性のある口腔ケアが行える。

表2　カンファレンス実施前後での口腔内の観察項目とアセスメント内容

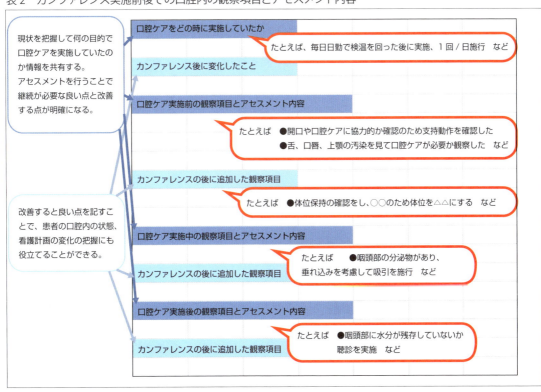

　記入の内容は患者によって異なるため、表に参考となることを明記した。
　実際に口腔ケアを行うなかで、何を観察しアセスメントしているか、一般的な口腔ケアの方法を基に**表3**にまとめた。

第4章　口腔ケアの基礎知識

表3　口腔ケアの方法別の観察項目とアセスメント

	実施方法	観察項目	アセスメント
口腔ケア実施前	口腔ケアができる状態か観察する	バイタルサイン、意識レベル	疾患的に状態が悪化しないか評価する（生命危機になる時は控える。）
	肺の状態を観察する	呼吸の聴診、酸素飽和度	実施後に垂れ込みを起こしていないか評価するため観察する
	体位を作る 口腔内の状態を観察する	体の倒れ込みの有無 分泌物、出血、乾燥、口臭、歯の有無 舌の運動、開口の程度	垂れ込みを起こさないよう、医師の指示がない限りは頭部挙上、側臥位や端座位で行う 口腔ケアの方法、使用物品を選択する（疾患や手術後など、症状に合わせて体位を調整する。）
口腔ケア実施中	分泌物を取り除きやすくするため、口腔内を湿らす、または保湿剤を使用して分泌物を浮かす	出血、乾燥の有無 歯、歯肉の状態	乾燥が強いと分泌物除去時に強い圧がかかり粘膜や歯肉から出血しやすい。歯、歯肉の状態を看て、出血しやすい時は柔らかい歯ブラシやスポンジブラシの使用を選択する（実施前後でケアの評価もするよ。）
	咽頭、口腔内の分泌物を取り除く 自己喀出できる人は含嗽、出来ない人は吸引する	分泌物、咳嗽の有無	咽頭に分泌物があると、口腔ケア時に垂れ込みや気道閉塞、咳嗽の誘発につながるため、あらかじめ取り除く
	付着している分泌物をスポンジブラシで除去する 歯がある人は歯ブラシでブラッシング	分泌物、出血、乾燥の有無	歯間はあれば歯間ブラシを使用すると取り除きやすい
	含嗽できる人は実施し、出来ない人は濡れガーゼで拭きとる 分泌物の残りがあれば吸引する	咳嗽の有無 分泌物の有無	汚れが残っていると原因菌につながる（肺炎にもつながるよ。）
	口腔内の乾燥がある時、保湿剤を塗布する	乾燥の程度	乾燥は分泌物の喀出が困難になり、感染の助長につながる
口腔ケア実施後	口腔ケアによって垂れ込みが無いか呼吸音を聴診する	呼吸の聴診、酸素飽和度	分泌物除去、含嗽時に垂れ込みを起こすこともあるため、評価する
	口腔ケアした評価をする	分泌物、出血、乾燥、口臭の有無	分泌物が取り除けているか、口腔ケアを行ったことで出血はないか最終確認する 今後の口腔ケアの方法を検討する

3）デンタルネグレクト

　成長発達段階にある幼児・児童・思春期は、生活習慣の確立、健康保持増進活動や疾病の早期発見・早期治療に対する認識や行動の獲得に重要な時期である。乳歯は永久歯に比べ、エナメル質、象牙質の厚さは半分程度で再石灰化力も弱く、う蝕の進行が早いため、歯科受診のときには神経近くまで進行していることも多い。3歳児の1人平均う歯数の推移は、平成24年は0.68本で毎年減少傾向にある。5〜9歳のう蝕をもつ者の割合は、10人に1人程度である（国民衛生の動向、2015/2016）。

　子どもに必要な医療や健診など受けさせないことを**医療ネグレクト**、特に口腔領域に関するものを**デンタルネグレクト**と言う。子どもが、う蝕・歯周病など治療を必要とする口腔状態にもかかわらず、親や保護者が子どもの健全な成長に必要な歯科受診を意図的、あるいは怠慢により行わないことを指す。

　2002年の東京都の歯科医師会の被虐待児を対象とした調査で、う歯数やう蝕処置率は6歳未満の被虐待児童は同年代子どもたちに比べて3倍以上、学童期でも有意な差が認められたと報告されている（東京都歯科医師会・東京都福祉局、2003）。また、一時保護された被虐待児童のう蝕、未処置う歯保有率が高く、虐待により保護された要保護児童と保護者の長期療養などの理由で入所した要保護児童のう蝕罹患状況に差はなく、要保護児童全体にう蝕罹患率が高い[1]。要保護児童は、生活環境自体がう蝕を誘発しやすいと言える。

（1）デンタルネグレクトの特徴
①ランパントカリエス（多発性う蝕）（図1）

　ネグレクトにより口腔ケアがされておらず、多数の重度のう蝕、その治療放置、囊胞などの根尖性歯周炎（**図2**）が認められることが多い。継続的な虐待などによるストレスは、だ液分泌量が減少し、口腔内が酸性になり歯が溶けることもある[2]。

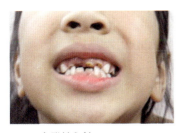

図1　多発性う蝕

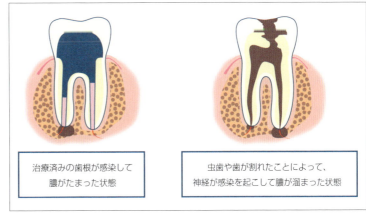

図2　囊胞など根尖性歯周炎

②ボトルカリエス（ほ乳瓶う歯）（図3）

ボトルカリエスは、乳児の上顎歯のみに起こり下顎歯にはあまり見られない。長時間ほ乳瓶をくわえそのまま寝てしまい、口腔内でミルクなどの飲み物と乳歯が接触し、口腔内の酸性状態が続くと、う蝕が発生しやすくなる[2]。

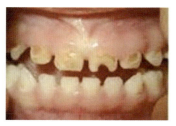

子どもの口腔内環境は、生育環境、生活習慣、保護者の育児姿勢を表す一つの指標になるよ！

図3　ほ乳瓶う歯

子どもの口腔内環境は、生育環境、生活習慣や保護者の育児姿勢を表す一つの指標である。母子健康手帳、経年的な記録や歯科健診結果を漠然と眺めるのではなく、多発性・重度のう歯放置、う歯や歯肉炎の急激な発生や増加がある場合、原因を検討し、必要であれば虐待予防の観点から多方面の見守りと支援が必要である。虐待による口腔の損傷には口唇の腫脹や挫傷、裂傷などのほか、多発性う歯などの特徴を示す（**表4**）[3]。

表4　顔面、口腔、歯にみられる損傷の特徴

部位	損傷の場所
頭部、顔面の損傷	頭部損傷、外傷性脱毛、耳介部の挫傷
口腔の損傷	口唇の腫脹、挫傷、裂傷、口角部の挫傷（猿ぐつわ痕など）、小帯の裂傷、口蓋粘膜、頬粘膜の挫傷
歯と歯周組織の損傷	正当な説明のない歯の破折、歯の動揺・脱臼・変色
骨の損傷	頬骨骨折、陳旧性骨折（不適切な治療）、陳旧性骨折による不正咬合、外傷性顎関節炎、外傷後の開口障害など
う歯	未処置の多発性う蝕
感染症	未処置の感染症（顎骨炎、蜂窩織炎、上顎洞炎）

都築民幸．子ども虐待の臨床．In：医学的診断と対応．2005；77-97．より引用改変

（藤井三津江・水谷聖子）

第4章　口腔ケアの基礎知識

⑥ 口腔ケアの器械・器具と使用方法

1) 口腔ケアの取り組み（図1）

　実施前は、患者の現病歴、既往歴、服薬、要介護度、認知機能、ADL状況、家族の意向などの情報を収集し、把握しておく。口腔ケアは、精神的・肉体的・経済的負担にならず、**痛くなく噛める状態を維持していくこと**が目的となる。「無理やり」、「苦痛」を伴う行為は、口腔ケアの拒否が強くなり口腔問題の悪化につながる。

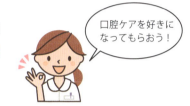

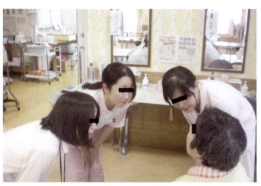

図1　相談員、介護職、管理栄養士など、さまざまな職種間で相互にサポート

2) 口腔ケアへの声掛け・バイタルサインの測定・体位の確保

　まず、当日の**バイタルサイン**を確認する。その際、日常会話などの声掛けによりリラックスを促しながら、患者の変化がないか観察する。口腔ケアは、**可能な限り体を起こして洗面台で行うこと**が望ましい。ベッド上では、背中を**30°挙上**した状態で頸部を起こす（**図2**）。患者が介護者を見上げる姿勢（**気道伸展**）にならないように注意する（**図3、図4**）。麻痺がある場合は、健側を下にした側臥位にすることで誤嚥を防ぐ。

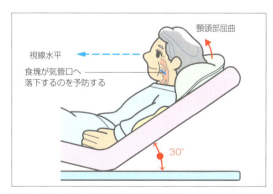

図2　ベッド上での口腔ケアの姿勢

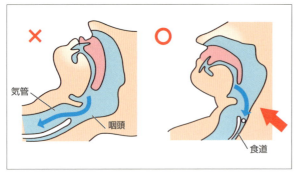
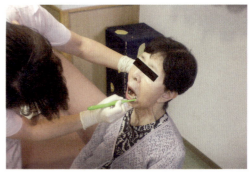

図3 頚部が後屈すると誤嚥しやすくなるため、枕などを使い頭部をやや前屈させる。

図4 頭部が後屈しないように努める

3）口腔内観察

　口腔内が十分に見える環境が重要である。場合により、万能開口器（**図5**）を使用する。見えない環境でのケアは、疾患や汚れの見落とし、水分の誤嚥につながる。ペンライト、懐中電灯があると口腔内の後方まで観察できる。ディスポーザブルグローブやマスク、ゴーグルを着用し、血液や唾液の飛散からの感染防止に努める。

口腔ケア時の評価項目
（1）口腔内の痛みや不快感の有無
（2）口腔内の状態を評価
　①食物残渣の有無
　②歯垢の有無
　③口臭の有無
　④歯肉からの出血の有無
　⑤歯肉の腫れの有無
　⑥動揺している歯の有無
　⑦補綴物の破損の有無
　⑧義歯の適合状態

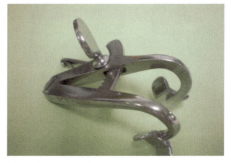

図5　万能開口器

4）口腔ケアの器具

（1）歯面清掃用具

①手用歯ブラシ（図6）

　毛の硬さは普通の歯ブラシが効果的である。しかし、歯肉の腫脹、出血や、粘膜が弱い場合は、軟らかめの歯ブラシを使用する。ブラシの先端部分（ヘッド）は、細かい部分まで磨けるように小さめのものが良い。疾患に応じて、歯ブラシの柄を握りやすくしたり、歯面に当たりやすく工夫すると良い。

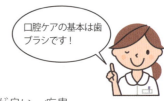

口腔ケアの基本は歯ブラシです！

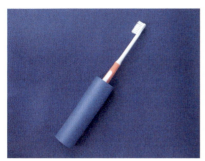
図6　手用歯ブラシ

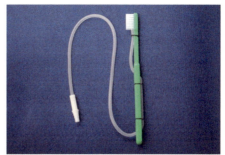
図7　給水・吸引機能付きブラシ

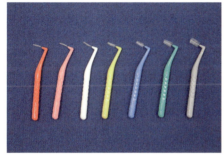
図8　歯間ブラシ

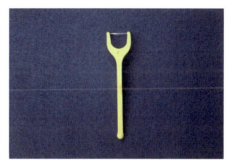
図9　デンタルフロス

②電動歯ブラシ

　麻痺や振戦などで手の動きが悪く、歯垢の除去が難しい場合に用いる。

③給水・吸引機能付きブラシ（図7）

　洗面台への移動が難しい患者に対し、ベッド上でも口腔内を洗浄し、ブラッシングすることが可能である。溜まった水分を誤嚥しないように注意する。

④歯間ブラシ・デンタルフロス（図8、図9）

　歯が接する部位は、歯ブラシでは清掃が届かない。歯の間の幅に合わせたサイズを選び、無理に押し込まないように注意する。

（2）口腔粘膜清掃用ブラシ

①粘膜用ブラシ（図10）

　軟らかい植毛と大きめのヘッドで広い粘膜面を清掃できる。口腔内乾燥や粘膜が傷つきやすい患者や残存歯の少ない義歯使用者の口腔清掃に用いる。

②スポンジブラシ（図11）

　スポンジ部分に水分を含ませて用いる。口腔後方から前方に向かってスポンジを回転させ口腔内に溜まった食物残渣を除去する。

③舌ブラシ（図12）

　舌の表面に付着した汚れを舌苔と言う。一度で舌苔をすべて取り除く必要はなく、表面を軽く清掃するのみで良い。強い力で除去しようとすると、舌乳頭や粘膜を傷つけるおそれがある。

第4章　口腔ケアの基礎知識

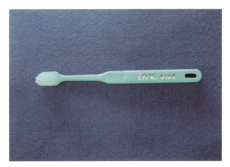

図10　粘膜用ブラシ

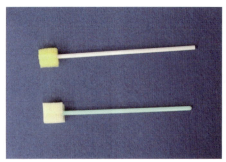

図11　スポンジブラシ

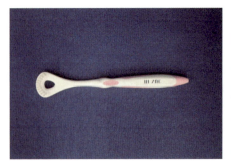

図12　舌ブラシ

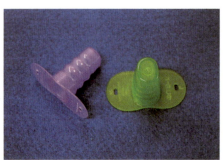

図13a　バイトブロック

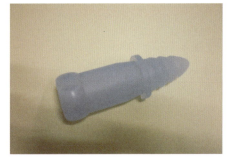

図13b　バイトブロック

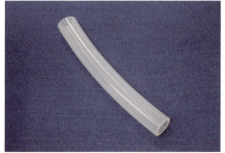

図14　バイトチューブ

(3) 開口保持用器具

　①**バイトブロック、バイトチューブ**（図13a・b、図14）

　開口が困難な患者に使用し、開口保持する。口が開かない要因として、患者自身が口腔ケアを嫌う場合、意識障害や認知障害がある場合が考えられる。

(4) 義歯清掃用具

　①**義歯用ブラシ**（図15）

　硬軟2つの植毛がある。広い軟毛を用いることで傷をつけることなく義歯表面の細菌や歯垢を除去できる。小さな硬毛は、部分床義歯の金属部や細かい部分を清掃する。

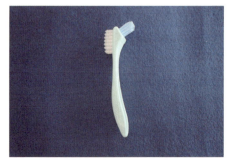

図15　義歯用ブラシ

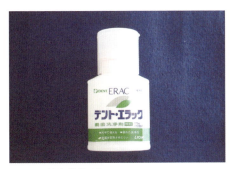
図16　義歯洗浄剤

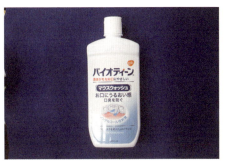
図17　洗口剤

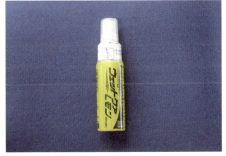
図18a　保湿剤（スプレータイプ）

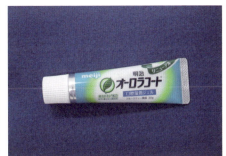
図18b　保湿剤（ジェルタイプ）

②義歯洗浄剤（図16）

　義歯の除菌や菌の繁殖予防、消臭、漂白の効果がある。使用前にブラッシング（機械的清掃）を先に行うことが重要になる。その後、義歯洗浄剤に浸漬する（化学的清掃）。

(5) 歯磨剤・洗口剤

①歯磨剤

　う蝕、歯周病予防、知覚過敏改善があり、爽快感もある。しかし、清掃部位が見にくいため、介助磨きの際には用いないほうが良いこともある。脳梗塞や認知症により、うがいが上手にできない患者や嚥下障害のある患者は、歯磨剤が口腔内に残留するため使用は控える。

②洗口剤（図17）

　ブラッシングの後で使用し、口腔内で菌の繁殖を防ぐ効果がある。歯磨剤を使用できない患者に対して、歯ブラシやスポンジブラシに含ませて使用できる。

③保湿剤（図18a・b）

　口腔乾燥がみられる患者の口唇、粘膜に塗布・スプレーすることで、口腔内の湿潤が得られる。口腔清掃前後に用いることが望ましい。口腔内を加湿させた後は、マスクを用いて口腔内を保湿させるとより効果的である。

（泉繭依・齋藤拓実・鈴木俊夫）

第4章 口腔ケアの基礎知識

口腔機能と栄養

1）口腔機能と調理形態

（1）栄養ケア

健康人と傷病者ではその人の状態によって摂取する食事の内容が異なる。食事の基準は、健康人や高血圧、脂質異常、高血糖、腎機能低下に関するリスクを有していても自立した日常生活を営んでいるものは「日本人の食事摂取基準」を参考にし、傷病者ではその疾患に関連する治療ガイドラインなどの栄養管理指針を用いる。臨床においては経口栄養か経管栄養かまたは経静脈栄養かを選択し病状にふさわしい栄養摂取方法をとる。経静脈栄養は消化管吸収が不可能か、消化管の安静を必要とする際には重要な手段ではあるが、できるだけ経口栄養への移行を図る。摂食・嚥下障害では低栄養を回避するため経腸栄養や静脈栄養を併用することにより栄養量を確保する。栄養ケアの基本にしたがって対象者の利益につなげる（図1、図2）。

食事摂取状況のアセスメント
必要エネルギー・栄養素の設定
栄養補給ルートの決定
食事形態の決定
食品、料理の調整
残食、満足度の確認、食事評価

図1　栄養ケアの基本

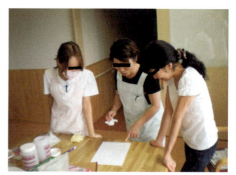

図2　管理栄養士・歯科衛生士、看護師による、栄養ケアマネジメントでのアセスメント風景

（2）栄養補給の方法

栄養補給を実施するためには以下の方法（図3）がある。

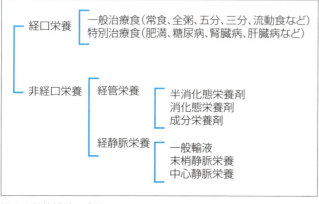

図3　栄養補給の方法

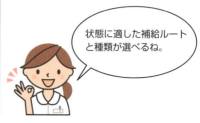

状態に適した補給ルートと種類が選べるね。

(3) 摂食行動（図4）

　栄養補給は経口では食物を捕捉し咀嚼・嚥下する機能を使ってするが、消化管の障害などにより経静脈栄養の補給法を選択せざるを得ない場合もある。摂食行動に伴う感覚器への刺激が意欲となり満足につながるため、静脈栄養法を施行しつつも経口栄養を支援することがQOLの向上となる。

1. 食物の認知（認知期）
2. 口への取り込み（先行期）
3. 咀嚼と食塊形成（準備期、口腔準備期）
4. 咽頭への送り込み（口腔期）
5. 咽頭通過、食道への通過（咽頭期）
6. 食道通過（食道期）

図4　摂食行動の段階

(4) 摂食障害と食事

　摂食障害は脳血管疾患、認知症、筋萎縮性側索硬化症、心因性の摂食障害などに起因する嚥下障害があるが、高齢者では複数の疾患を合併し、義歯の不具合、虚弱やサルコペニアが原因で咀嚼・嚥下障害を起こすことがある。

　摂食障害がある人の栄養ケアは、疾患・病態に対応した栄養アセスメントを行い、病態に適応した栄養補給法を選択し、エネルギーや栄養素が過不足なく摂取できるよう管理計画を立てる。定期的なモニタリングを行って治癒の促進、健康増進を図る。摂食・嚥下障害のスクリーニングにはEAT-10（Belafsky、2008）がある。

(5) 摂食障害と調理形態

　管理目標は安全であること、基準化されていることである。誤嚥性肺炎を予防するためには、

・適度な粘度があること
・食塊形成しやすいこと
・べたつきがなく滑らかであること
・食物密度が均一であること
　食物の基準は「日本摂食・嚥下リハビリテーション学会嚥下調整食分類2013」がある。

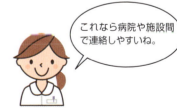

これなら病院や施設間で連絡しやすいね。

2）食生活と調理形態

　人間の生活の中で食べることは大きな位置を占める。特に身体の不調や疾患があるときには食事の意義は大きい。味は基本的な五味（甘味・酸味・塩味・苦味・旨味）に加えて、温度、香り、色、触感などでおいしさを味わうことができる。その人の状態にあった食事形態で、嗜好を満足させ、慣れた食物が摂取できると安心感をもたらす。

（1）疾患や高齢者に対応するために、食事を食べやすくする調理方法

- 軟らかい素材を使う（豆腐、焼き麩など）。
- 水分を含ませる煮方をする（南瓜、芋類など）。
- 油を使用して飲み込みやすくする（マヨネーズ和え、ドレッシングかけ）。
- 細かく切ってとろみをつける。
- 牛乳やだし汁でのばしピューレ状にする。
- 冷えると硬くなるものは人肌の温度にする。
- 酸味や辛味の刺激は避ける。

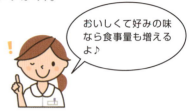
おいしくて好みの味なら食事量も増えるよ♪

（2）誤嚥を防ぐための食事管理

食前

基本姿勢…90°座位、30°仰臥位（頸部前屈位）。

片麻痺がある人の注意…健側口腔内に食物を入れる。姿勢が麻痺側に傾かないように。

食前体操…顔のストレッチや発声訓練など。

食中・食後

量と順序…脱水や低栄養を回避する。順序は対象者の好みを聞く。

料理の温度…冷えると硬くなるものを除き、温かいものは温かく、冷たいものは冷たく。

一口の量…多すぎない。少なすぎると認知しにくい。

飲み込む動作、残渣…嚥下音や喉頭挙上を確認し、咽頭残留を防ぐ。

料理と水分を交互にとる…とろみをつけた汁や水分を料理の間に挟む。

食後の口腔ケア…残渣がないか確認し、歯磨きなどをする。

食後の姿勢…食後30分以上は座位を保持する。

（3）嚥下障害に対応した材料と特徴（表1）

それぞれの嚥下障害に応じて、適した材料を用いることが大切で、必要に応じて管理栄養士や言語聴覚士に相談する。

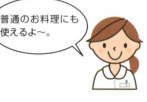
普通のお料理にも使えるよ〜。

❼口腔機能と栄養

表1　嚥下傷害に対応した材料と特徴

片栗粉、コーンスターチ、くず粉、米粉	水と同量で溶き、煮立てた中に加えてひと煮たちさせてとろみをつける
小麦粉とバターを合わせる	同量を合わせ、煮物に溶かしシチュー状にとろみをつける
マヨネーズなど	脂肪分で滑らかにする
寒天	2gを水250mLに溶かし、1〜2分間沸騰後冷やし、液体を固める
ゼラチン	3gを水100mLに溶かし、80℃にしてから冷やし、液体を固める。固まっても30℃以上で溶ける
とろみ剤	市販品。煮立てる必要がなく直接振り入れる

(4) 市販品について

　咀嚼・嚥下障害用製品には栄養補助食品、特殊栄養食品、栄養機能食品などがある。ドラッグストアやスーパーで販売されているものもあるが管理栄養士に問い合わせる。とろみの状態についてメーカー間の表示を統一し、とろみのつき方をイメージで表現しているものもある（**表2**）。

表2　日本介護食品協議会が制定した規格に適合する商品の区分例

色々な種類があり、おいしそうだよ！

「ユニバーサルデザインフード」の選び方（区分表）

下記表の「かむ力、飲み込む力」を参考に区分を選びましょう。

※かむことや飲み込むことに重要な障がいがある、または、それが疑われる場合は医療機関の専門家にご相談ください。

区分		区分1 容易にかめる	区分2 歯ぐきでつぶせる	区分3 舌でつぶせる	区分4 かまなくてよい
かむ力の目安		かたいものや大きいものはやや食べづらい	かたいものや大きいものは食べづらい	細かくてやわらかければ食べられる	固形物は小さくても食べづらい
飲み込む力の目安		普通に飲み込める	ものによっては飲み込みづらいことがある	水やお茶が飲み込みづらいことがある	水やお茶が飲み込みづらい
かたさの目安 ※食品のメニュー例で商品名ではありません。	ごはん	ごはん〜やわらかごはん	やわらかごはん〜全がゆ	全がゆ	ペーストがゆ
	さかな	焼き魚	煮魚	魚のほぐし煮（とろみあんかけ）	白身魚のうらごし
	たまご	厚焼き卵	だし巻き卵	スクランブルエッグ	やわらかい茶わん蒸し（具なし）
	調理例（ごはん）				
物性規格	かたさ上限値 N/m²	$5×10^5$	$5×10^4$	ゾル：$1×10^4$ ゲル：$2×10^4$	ゾル：$3×10^3$ ゲル：$5×10^3$
	粘度下限値 mPa·s			ゾル：1500	ゾル：1500

※「ゾル」とは、液体、もしくは固形物が液体中に分散しており、流動性を有する状態をいう。「ゲル」とは、ゾルが流動性を失いゼリー状に固まった状態をいう。

日本介護食品協議会ホームページ（http://www.udf.jp）より引用

第4章　口腔ケアの基礎知識

（5）栄養スクリーニング表の様式例（表3）

栄養ケアマネジメントが、介護保険施設で実施されているので、その表の様式例を掲載する。低栄養状態のリスクレベルを判断するため、口腔の観察や、BMI、体重、血清アルブミン値などを、調べることになっている。

表3　栄養スクリーニング表の様式例

栄養スクリーニング　（通所・居宅用）　（様式例）　　　別紙1

記入者氏名　　　　　　作成年月日　　年　　月　　日

利用者名	（ふりがな）	男・女	要介護度	
生年月日	明・大・昭　　年　　月　　日 （　　才）			

（主治医の意見書が入手できた場合には裏面に添付）

低栄養状態のリスクレベル

	現在の状況	□低リスク	□中リスク	□高リスク
身長（cm） （測定日）	（cm） （　年　月　日）			
体重（kg） （測定日）	（kg） （　年　月　日）			
BMI		□18.5〜29.9	□18.5未満	
体重減少率（％）	（　）カ月に （　）％（増減）	□変化なし （減少3％未満）	□1カ月に3〜5％未満 □3カ月に3〜7.5％未満 □6カ月に3〜10％未満	□1カ月に5％以上 □3カ月に7.5％以上 □6カ月に10％以上
血清アルブミン値（g/dL） （測定日） （検査値がわかる場合に記入）	（g/dL） （　年　月　日）	□3.6g/dL以上	□3.0〜3.5g/dL	□3.0g/dL未満
食事摂取量		□良好 （76〜100％）	□不良　（75％以下） 内容：	
栄養補給法				□経腸栄養法 □静脈栄養法
褥瘡				□褥瘡
栄養面や食生活上の問題からの低栄養状態のおそれ	□なし　　□あり 「あり」の場合の理由（複数回答可） □疾患（脳梗塞・消化器・呼吸器・腎臓疾患）　□手術・退院直後の低栄養状態 □身体状況（発熱、風邪など）　□口腔および摂食・嚥下機能の問題 □ライフイベントによる精神的ストレス　□生活機能低下（買い物、食事づくりなど） □閉じこもり　□うつ □認知症　□その他（　　　　　）			

（山口節子）

第1章8 参考資料

口腔乾燥の臨床診断基準[10)]

度数	所見
0度（正　常）	口腔乾燥や唾液の粘性亢進はない
1度（軽　度）	唾液が粘性亢進、やや唾液が少ない、唾液が糸を引く
2度（中程度）	唾液が極めて少ない、細かい泡がみられる
3度（重　度）	唾液が舌粘膜上にみられれない

細かい泡＝およそ1mm以下の泡あるいは白く見える泡
粘液亢進とは、糸引き状態で判定する。1〜2mm以上の泡の場合は1度と判定する。

第2章1 参考資料

初期評価シート

項目	1点	2点	3点
声（挿管中は不要）	正常	軽度の嗄声	嗄声（反回神経麻痺）
嚥下（挿管中）	（なし）	鎮静中で嚥下反射あり	鎮静中で嚥下反射なし
嚥下（挿管後）	問題なし	嚥下時痛	嚥下困難
開口量	ケア時に容易に開口する	鎮静・意識障害があり、開口には応じないが、徒手的に2横指程度開口可能	くいしばりや顎関節の拘縮のため、開口量が1横指下
口臭（食物残渣を伴う・伴わないを記録）＊1	口臭を認めない	口腔から30cm以内に近づくと口臭を感じる	口腔から30cm以上離れても口臭を感じる
口唇	平滑でピンク	乾燥 or 亀裂 and/or 口角炎	潰瘍 or 出血
口腔乾燥（主に頬粘膜で評価する）＊2	ミラーと粘膜の間に抵抗なし	抵抗が少し増すが、ミラーが粘膜にくっつきそうにはならない	抵抗が明らかに増し、ミラーが粘膜にくっつく、あるいはくっつきそうになる
粘膜（頬、口腔底、口蓋など）	ピンクで潤いあり	乾燥 and/or 赤、紫や白色への変化	著しい発赤 or 厚い白苔、出血の有無にかかわらず水泡や潰瘍
舌	ピンクで、潤いがあり、（糸状）乳頭がある	乾燥、乳頭の消失、赤や白色への変化	舌苔が非常に厚い・茶・黒色への変色、水泡や潰瘍
歯肉	ピンクで引き締まっている	浮腫性 and/or 発赤	手で圧迫しても容易に出血
歯・義歯＊3	きれい、食物残渣なし、歯科治療を要する歯がない	1）部分的に歯垢や食物残渣 2）う歯や義歯の損傷、ケアの妨げになる、あるいは感染源になるかもしれない歯がある	全般的に歯垢や食物残渣

＊1 口臭の存在は、清掃不良と一致しないこともありますが、口腔乾燥と共に必ず評価の対象とします。
＊2 歯科用ミラーを用いて、粘膜との摩擦で口腔内の湿潤度を判定します。金属製の舌圧子や歯ブラシの柄の部分などでも代用できるほか、グローブを装着した指を口腔内へ入れた時の摩擦抵抗でも評価可能です。
＊3 可能であれば、個々の残存歯について評価します（う蝕の有無、充塡・補綴物の状態、動揺度など）義歯装着の有無を記録。

第2章5 参考資料

開口障害の疾患[2)]

関節性	炎症性：顎関節炎
	腫瘍性：骨髄、軟骨腫、悪性腫瘍
	外傷性：関節円板の損傷、下顎関節突起部骨折
	瘢痕性：顎関節強直症
	その他：下顎頭肥大、顎関節症

非関節性	炎症性：智歯周囲炎、顎放線菌症、顎骨炎、顎骨周囲炎
	腫瘍性：顎関節周囲の良性腫瘍、悪性腫瘍
	外傷性：下顎頸部骨折、顎骨骨折、頬骨弓部骨折
	瘢痕性：顔面、口腔粘膜や口唇の瘢痕（外傷、放射線治療、手術などによる）
	その他：顔面神経麻痺、三叉神経咀嚼枝の痙攣（破傷風など）

参考資料

第4章1 参考資料

「歯科口腔保健の推進に関する法律」の目的と基本理念（平成23年8月10日法律第95号）

第一条（目的）この法律は、口腔の健康が国民が健康で質の高い生活を営む上で基礎的かつ重要な役割を果たしているとともに、国民の日常生活における歯科疾患の予防に向けた取組が口腔の健康の保持に極めて有効であることに鑑み、歯科疾患の予防等による口腔の健康の保持（以下「歯科口腔保健」という。）の推進に関し、基本理念を定め、並びに国及び地方公共団体の責務等を明らかにするとともに、歯科口腔保健の推進に関する施策の基本となる事項を定めること等により、歯科口腔保健の推進に関する施策を総合的に推進し、もって国民保健の向上に寄与することを目的とする。

第二条（基本理念）歯科口腔保健の推進に関する施策は、次に掲げる事項を基本として行われなければならない。

1. 国民が、生涯にわたって日常生活において歯科疾患の予防に向けた取組を行うとともに、歯科疾患を早期に発見し、早期に治療を受けることを促進すること。
2. 乳幼児期から高齢期までのそれぞれの時期における口腔とその機能の状態及び歯科疾患の特性に応じて、適切かつ効果的に歯科口腔保健を推進すること。
3. 保健、医療、社会福祉、労働衛生、教育その他の関連施策の有機的な連携を図りつつ、その関係者の協力を得て、総合的に歯科口腔保健を推進すること。

第4章3 参考資料

口腔ケアのための情報収集項目とそのポイント

情報収集項目	ポイント
1. 意識状態	・意識状態の程度
2. 嚥下状態	・嚥下障害の有無 ・嚥下障害がある場合：自力で含嗽できるか、誤嚥の危険性はないか
3. 開口状態	・開口障害の有無 ・開口障害がある場合：口をどの程度開くことができるか、口腔ケアを行うスペースを確保できるか
4. 口腔内の状態	・食物残渣の有無 ・痰などの分泌物の貯留の有無と程度 ・口臭の有無と程度
5. 歯肉・口腔粘膜の状態	・乾燥　・疼痛　・出血　・腫脹（腫れ）　・発赤　・びらん、潰瘍
6. 歯の状態	・残っている歯の本数　・う歯の有無と程度 ・歯の動揺の有無と程度　・歯垢の有無と程度 ・義歯の有無と範囲
7. 舌の状態	・舌の色　・乾燥の有無と程度　・舌苔の有無と程度と範囲　・潰瘍・腫瘤の有無
8. 全身状態	・洗面所までの移動の可否　・可能な体位と体位保持能力　・自力での歯磨きの可否

含嗽の違い

ブクブク含嗽	ガラガラ含嗽
口腔粘膜や歯に付着している食物残渣などを除去するのに適している	口腔の奥や喉に付着している汚れや細菌を除去するのに適している
1. 少量の水を含む 2. 口を閉じる 3. 左右の頬で空気と混ぜ合わせるようにする	1. 少量の水を含む 2. 含んだ水を喉の奥に溜める 3. 呼気によって混ぜ合わせるようにする

引用文献・参考文献

第1章 1
1) 太田喜久子，編，南川雅子，著．老年看護学―高齢者の健康生活を支える看護．東京：医歯薬出版，2012；38-40.
2) 井村裕夫，編．わかりやすい内科学．第3版．呼吸器疾患．東京：文光堂，2008；3-16.
3) 柿木保明，西原達次，編著．最新口腔ケア―エビデンスに基づくスタンダード技術．東京：照林社，2001；75-78.
4) 迫田綾子，編，迫田綾子，小園由味恵，著．誤嚥を防ぐポジショニングの食事ケア 食べるための口腔ケア．東京：三輪書店，2013；109-131.
5) 肺炎．In：日本公衆衛生協会．感染症予防必携．第2版．2005；282-291.
6) 晴山婦美子，塚本敦美，坂本まゆみ．看護に役立つ口腔ケアテクニック．東京：医歯薬出版，2008；57-63.
7) 岸本裕充．かんたん口腔ケア 患者さんのQOL向上をめざして．大阪：メディカ出版．2002；50-53.
8) 岸本裕充．口腔ケアの新常識オーラルマネジメントの実務．大阪：メディカ出版．2010；41-58.
9) 藤井三津江．入院患者の療養生活の質向上を目指した口腔ケアへの取り組み．In：岐阜県立看護大学大学院看護学研究科修士論文．2013；43-44.

第1章 2
1) 日本糖尿病学会編．糖尿病治療ガイド 2014-2015．東京：文光堂，2014；18, 24-25.
2) 日本歯科医学会HP．糖尿病患者に対する歯周治療ガイドライン．改訂版第2版．2014．http://www.jads.jp/guideline/index.html（2016.06.24アクセス）．
3) 公益社団法人高松市歯科医師会学術部．咀嚼と健康 文献レビュー．香川：公益社団法人 高松歯科医師会，2013；9-10.
4) 吉野敏明．糖尿病患者へのケア「糖尿病と歯周病の深い関係 口腔ケアで患者の命を救う!．看護技術 2013；59（9）：36-42.
5) 角田和之，ほか．糖尿病と口腔疾患．PRACTICE 2009；26（2）：163-170.
6) 永田俊彦．糖尿病の合併症・併発疾患 糖尿病と歯周病．診断と治療 2014；102（9）：1399-1403.
7) 沼部幸博．糖尿病と歯周病．医学のあゆみ，2012；243（8）：674-679.
8) 愛場庸雅．味覚障害の診断と治療 実地臨床の観点から．口腔・咽頭科 2009；22（1）：21-24.
9) 太田謙司．医科歯科連携の意義と実際の進め方 ②歯科の立場から．Diabetes Frontier 2010；21（5）：569-575.
10) 茂木美保．特集 看護師が実践する疾患別口腔保清チェック 糖尿病．臨床看護 2013；39（10）：1342-1345.
11) 小川万紀子．糖尿病と齲歯・歯周疾患に関する研究―その発生頻度と唾液成分の状態について―．糖尿病 1994；37（10）：717-723.
12) 渡辺正人，ほか．唾液腺と糖尿病ストレス．日薬理誌 2006；127：273-277.
13) 杉田和枝，橘口美香．脱・思い込み宣言！ ナットク糖尿病指導 第10回．Smart Nurse 2009；12（7）：50-51.
14) 藤平弘子，ほか．歯周病のアセスメント・ケア．In：武井泉，ほか編．Nursing Mook 54 糖尿病合併症ケアガイド 予防＆早期発見・治療と患者支援．東京：学習研究社，2009；168-171.
15) 吉江弘正，ほか．糖尿病と口腔．In：藤本篤士，ほか編．5疾病の口腔ケア―チーム医療による全身疾患対応型口腔ケアのすすめ．東京：医歯薬出版，2013；150-171.
16) 永田俊彦．糖尿病と口腔ケア．In：藤本篤士，ほか編．続5疾病の口腔ケア―プロフェッショナルな実践のためのQ＆A 55．東京：医歯薬出版，2016；154-178.
17) 岩渕博史．意外に多い口腔カンジダ症―口腔カンジダ症を見逃さないためのポイントと有効な抗真菌薬の使い方②―．社団法人日本歯科医師会・社団法人東京歯科医師会主催 平成24年度生涯研修セミナー資料．http://www.showayakuhinkako.co.jp/candida/OralDiagApp_No4.pdf，（2016.06.24アクセス）．

第1章 3
1) 岩田健太郎，ほか編．系統看護学講座 専門分野Ⅱ 成人看護学11 アレルギー膠原病感染症．東京：医学書院，2012；114-119, 132-133.
2) 慢性関節リウマチで手指が変形している人の口腔ケア．In：河合幹，ほか．口腔ケアのABC―QOLのためのポイント110―．第1版．東京：医歯薬出版，1999；124-125.
3) 厚生労働省．平成23年8月リウマチ・アレルギー対策委員会報告書．http://www.mhlw.go.jp/stf/shingi/2r9852000001nes4-att/2r9852000001newa.pdf（2015.1.26アクセス）．
4) 小田正江，ほか．疾患別看護過程 関節リウマチ．プチナース 2009；18：43-58.
5) 竹田美文，ほか編．新体系看護学全書 第22巻 成人看護学⑨ 感染症／アレルギー・免疫膠原病．東京：メヂカルフレンド社，2010；334-335.
6) 渡邉江身子．疾患別看護過程 関節リウマチ．プチナース 2011；20：43-58.

第1章 4
1) 小林祥泰，ほか．脳卒中データバンク 2009．東京：中山書店，2009.
2) 熱田直樹．孤発性のALSの疫学．Clinical Neuroscience 2008；26：266-267.
3) 日本在宅医学テキスト編集委員会，編．在宅医学．大阪：メディカルレビュー社，2008；341-348.
4) 松本昌泰，ほか．神経内科看護の知識と実際．大阪：メディカ出版，2015.
5) 一般社団法人日本神経学会．http://www.neurology-jp.org/public/disease/nanbyo_r.html（2015.1.20アクセス）．
6) 小川聡，ほか．内科学書．第7版．東京：中山書店，2009；200.
7) 松本昌泰，監修．臨床ナースのためのBasic & Standard 神経内科看護の知識と実際．大阪：メディカ出版，2015.
8) 石垣和子，上野まり，編集．看護学テキストNiCE 在宅看護論 自分らしい生活の継続をめざして．第4刷．東京：南江堂，2014；270-277.
9) 中島孝，監修．ALSマニュアル決定版．第4刷．千葉：日本プランニングセンター，2013；146-160.
10) 西澤正豊，ほか．平成23年度厚生労働科学研究費補助金難治性疾患克服研究事業 神経難病看護知の体系化 専門学習のためのテキスト．概要版．2012；40-42.
11) 吉尾恵子．口腔ケア実践マニュアル 基本的な口腔ケア方法と進行性難病の方の口腔ケア方法 難病と在宅ケア 2014；20（9）：12, 34-37.
12) 村松真澄．口腔ケアの基本．In：日本口腔ケア学会，編．認知症高齢者の口腔ケアの理解のために．東京：口腔保健協会，2011；26.
13) 一般財団法人熊本県歯科医師会．http://www.kuma8020.com/column/035.html（2016.3.18アクセス）
14) はじめよう！やってみよう！口腔ケア．http://www.kokucare.jp/about/（2016.3.18アクセス）．

第1章 5
1) 厚生労働統計協会．国民衛生の動向 2015/2016．東京：厚生労働統計協会，2015.
2) Ishikawa A, Yoneyama T, Hirota K, Miyake Y & Miyatake K. Professional oral health care reduces the number of oropharyngeal bacteria. Journal of dental research 2008；(87)：594-598.
3) 日本口腔ケア学会学術委員会，編．口腔ケアガイド．東京：文光堂，2013.
4) Terpenning MS, Taylor GW, Lopatin DE, Kerr CK, Dominguez BL & Loesche WJ. Aspiration pneumonia：Dental and oral risk factors in an older veteran population. Journal of the american geriatrics society. 2001；49：557-56.
5) 辻井博彦，監修．がん放射線治療とケア・マニュアル．東京：医学芸術社，2008.
6) Sonis ST, Elting LS, Keefe D, Peterson DE, Schubert M, Hauer-Jensen M, Bekele BN, Raber-Durlacher J, Donnelly JP, Rubenstein EB. Perspectives on cancer therapy-induced mucosal injury：pathogenesis, measurement, epidemiology, and consequences for patients. Cancer 2004；100（9）：1995-2025.

第1章 6
1) Eisenberg L. Disease and illness：Distinctions between professional and popular ideas of sickness. Culture, Medicine and Psychiatry 1977；1：9-23.
2) 中江文，眞下節．痛みと情動．PAIN RWSEARCH 2010；25（4）：199-209.
3) 向井美恵．精神科患者に特有な口腔の問題と重要性―生活の質の向上と社会参加に向けて―．精神科看護 2005；32（8）：15-19.
4) 三宅薫，井出敬郎．保護室における清潔ケアの実態―16施設を対象とした調査より―．日本精神科看護学会誌 2008；51（2）：401-405.
5) 笠井大輔，寺尾智恵．歯磨きがうまくできない患者へのアプローチ．日本精神科看護学会 2007；50（2）：438-441.
6) 橋本由利子，茂木健司．地域で生活する精神障害者の歯科保健に関する研究．The KITAKANTO medical journal 2006；56（1）：33-38.

引用文献・参考文献

第1章 7
1) 融　道夫，ほか監訳．ICD10 精神および行動の障害．東京：医学書院，1993；58．
2) 東京都健康長寿医療センター．地域の潜在認知症患者の早期診断に関する調査研究事業報告書．2012；138-139．
3) 枝川義邦．情動による記憶強化のしくみ．生活工学研究　2006；8（2）：188-193．

第1章 8
1) 日本腎臓学会，編．CKD 診療ガイド 2012．http://www.jsn.or.jp/guideline/ckd2012.php（2014.12.15 アクセス）．
2) 日本透析学会．図説　我が国の慢性透析療法の現況．http://docs.jsdt.or.jp/overview/index.html（2015.1.22 アクセス）．
3) 北村　聖，編．臨床病態学 2 巻．東京：ヌーヴェルヒロカワ，2006．
4) 又賀　泉．血液透析中高齢患者における顎口腔領域の合併症と歯科治療．老年歯科医学　2011；25（4）：402-409．
5) 毛利謙三，松岡哲平．透析患者の口腔ケアの必要性．臨床透析　2010；26（12）：63-66．
6) 日本透析学会．慢性腎臓病に伴う骨ミネラル代謝異常の診療ガイドライン．日本透析医学会雑誌　2012；45（1）：301-356．http://www.jsdt.or.jp/jsdt/1637.html（2015.1.30 アクセス）．
7) 長坂信次郎，塚本敦美，藤田智和．急性心筋梗塞．臨床看護　2013；39（10）：1351-1358．
8) 山崎和久，本田朋之．歯周病が心血管系疾患に及ぼす影響．医学のあゆみ　2010；232（3）：176-180．
9) 大久保和美，朝比奈悠，塚本敦美．終末期患者の口腔内環境に影響を及ぼす要因とその対応について—特に口腔乾燥について—．日本有病者歯科医療学会雑誌　2005．14（2）：65-72．
10) 柿木保明．口腔乾燥症の病態と治療．日本補綴歯科学会誌 2015；7（2）：136-145．
11) 藤本篤士，武井典子，編．5 疾病の口腔ケア—チーム医療による全身疾患対応型口腔ケアのすすめ．東京：医歯薬出版，2013．
12) 日本口腔ケア学会学術委員会，編．口腔ケアガイド．東京：文光堂．

第1章 9
1) 愛知県歯科医師会．口腔ケア　健康教育から在宅ケアまで．東京：朝日出版，1991．
2) 大野友久．口腔保湿剤の有効な活用方法　バイオティーン製品．厚生科学研究所「GPnet」．2008；55（4）：35-41．
3) 角　保徳．新編 5 分でできる口腔ケア—介護のための普及型口腔ケアシステム．東京：医歯薬出版，2012．
4) 國分茂博，田中彰子．肝・胆・膵疾患の治療と看護．東京：南江堂，2006．
5) 小川芙美．消化器疾患・がんに伴う口腔症状と口腔ケア．消化器部胆膵ケア　2009；13（6）：21-25．
6) 晴山婦美子，塚本敦美，坂本まゆみ．看護に役立つ口腔ケアテクニック．東京：医歯薬出版，2008．
7) 肝・胆・膵疾患．In：日野原重明，井村裕夫，監修．看護のための最新医学講座．第 2 版．東京：中山書店，2005．
8) 菊谷　武，監修．口をまもる生命をまもる基礎から学ぶ口腔ケア．第 2 版．東京：学研メディカル秀潤社，2013．
9) 岡庭　豊，荒瀬康司，三角和雄，編集．イヤーノート 2017　内科・外科編．東京：メディックメディア，2016．

第1章 10
1) 松本昭子，ほか編．発達障害児の医療・療育・教育．京都：金芳堂，2014：164-165．
2) 塩谷友季子，ほか．重症心身障害児の口腔ケア—小児における口腔ケア—．小児看護　2011；34（12）：1609．
3) 石黒　光．特別な配慮を要する人たちの歯科医療・口腔ケア．In：障害者歯科ガイドブック 2012 年版．愛知：愛知県心身障害者コロニー，2012；536-542．
4) 沖　高司，ほか編．小児・障害児（者）のための在宅医療マニュアル．京都：金芳堂，2008；117，163-165．
5) 栗木みゆき，著．障害のある人たちの口腔ケア．京都：クリエイツかもがわ，2014；84-86．

第2章 1
1) 日本呼吸器学会呼吸器感染症に関するガイドライン作成委員会　編．成人院内肺炎診療の基本的考え方．東京：日本呼吸器学会，2002．
2) 岸本裕充，編著．成果の上がる口腔ケア．東京：医学書院，2011；28-29．

第2章 2
1) 岸本裕充．絶食時の口腔ケアのポイント．看護学雑誌　2005；69（9）：887-892．
2) 石丸信一，ほか．経管栄養患者に対する口腔ケア．Nursing Today　2009；24（12）：87-92．
3) 都築智美．絶食時からの口腔ケアはなぜ必要？．Expert Nurse　2011；27（14）；86-87．
4) 桑原一郎．意識レベルの低下で摂食行動がとれない患者．Expert Nurse　2013；29（14）：68-74．

第2章 3
1) 日本口腔ケア学会学術委員会，編．口腔ケアガイド．東京：文光堂，2012．
2) 東京大学医学部附属病院検査部（平成 27 年 1 月改定）．http://www.h.u-tokyo.ac.jp/patient/depts/kensa/（2015.4.5 アクセス）．

第2章 4
1) 南山堂医学大辞典　第 19 版．東京：南山堂，2015．
2) 永井良三，大田　健，編．今日の治療と看護　改訂第 3 版．東京：南江堂，2013．
3) 藤島一郎，ほか編著．新版ナースのための摂食・嚥下障害ガイドブック．東京：中央法規出版，2013．
4) 渡邊　裕，編．口腔ケアの疑問解決 Q&A．東京：学研メディカル秀潤社，2013．
5) 上野川修一，五島朋幸，小山珠美．誤嚥性肺炎予防のための口腔ケアと腸管免疫の重要性．東京：オーラルケア，2006；69．

第2章 5
1) 武原　格，ほか．訓練法のまとめ　2014 版．日本摂食・嚥下リハビリテーション学会雑誌　2014；18（1）：55-89．
2) 吉田和市，編．徹底ガイド口腔ケア Q&A —すべての医療従事者・介護者のために．第 2 版．東京：総合医学社，2014；56-57．

第2章 6
1) 日本口腔ケア学会，編．口腔ケア基礎知識　口腔ケア 4 級・5 級認定資格基準準拠．京都：永末書店，2008．
2) 日本口唇口蓋裂協会，編．口唇口蓋裂児　哺乳の基礎知識．東京：六法出版社，1998．
3) 日本口唇口蓋裂協会，編．口唇口蓋裂児　離乳食の基礎知識．東京：口腔保健協会，2008．
4) 日本口唇口蓋裂協会，編．口唇口蓋裂児　幼児期の理解のために．東京：口腔保健協会，2012．
5) 日本口唇口蓋裂協会，編．口唇口蓋裂児　学童期の理解のために．東京：口腔保健協会，2012．
6) 夏目長門，鈴木俊夫，著．河合幹，監修．口唇口蓋裂の理解のために．東京：医歯薬出版，2004．
7) 日本口腔ケア学会，編．日本口腔ケア学会認定資格　標準テキスト 問題と解説集 3 級・4 級・5 級．東京：医歯薬出版，2011．
8) 日本口腔ケア学会，編．日本口腔ケア学会認定資格　標準テキスト 1・2・3 級用．東京：日総研出版，2008．
9) 日本口腔ケア学会学術委員会，編．口腔ケアガイド．東京：文光堂，2012．
10) 日本口腔ケア学会．Manual for oral care -The Japanese Society of Oral Care-．東京：クインテッセンス出版，2013．
11) 夏目長門．認知症高齢者の口腔ケアの理解のために．東京：口腔保健協会，2011．

第3章 1
1) 厚生労働省．平成 25 年国民生活基礎調査．2014．
2) 厚生労働省．平成 23（2011）年医療施設（静態・動態）調査・病院報告．2012．

引用文献・参考文献

3) 厚生労働省. 介護予防マニュアルについて. 改訂版. 2012.
4) 貴島真佐子, 糸田昌隆, 伊藤美希子, ほか. 大阪府介護予防標準プログラムにおける口腔機能向上の効果. 日本口腔ケア学会誌 2008；2（1）：15-22.
5) 藤井三津江. 入院患者の療養生活の質向上を目指した口腔ケアへの取り組み. In：岐阜県立看護大学大学院看護学研究科修士論文. 2013；43-44.

第3章2

1) 黒田裕子, 酒井明子, 監修. 新版 災害看護. 大阪：メディカ出版, 2008；71.
2) 迫田綾子, 岡田淳子, 堀みゆき, 平成19年度「赤十字と看護・介護に関する研究」助成事業報告書 赤十字救護看護活動におけるオーラルヘルスケアガイドライン作成に向けて. 2007；8.
3) 齋藤俊行. 福島第一原子力発電所20～30km圏内の被災者に対する歯科医療・口腔ケア支援における初動体制について. 口腔衛生会誌 2011；61（3）：310-317.
4) 林 春男, 編. 阪神・淡路大震災から生活復興2003—生活調査結果報告書—. 京都大学防災研究所 巨大災害研究センター. 2003；69.
5) 城 仁士. 阪神大震災における災害ストレス. 人間・環境学会誌 1996；2（2）：29-35.
6) 黒田裕子, 酒井明子, 監修. 新版 災害看護. 大阪：メディカ出版, 2008；75-76.
7) 藤崎 郁. 系統看護学講座専門3 基礎看護学［3］. 基礎看護技術Ⅱ. 東京：医学書院, 2006；113.
8) 菊谷 武. 基礎から学ぶ口腔ケア. 東京：学研メディカル秀潤社, 2007；3.
9) 柿木保明, 山田静子, 編. 看護に役立つ口腔乾燥と口腔ケア. 東京：医歯薬出版, 2005；13.
10) 藤崎 郁. 系統看護学講座専門3 基礎看護学［3］. 基礎看護技術Ⅱ. 東京：医学書院, 2006；117.
11) 日本口腔ケア学会. 水を最小限にした場合の口腔ケア. http://www.oralcare-jp.org/pdf/no-water_oralcare.pdf（2015.1.20アクセス）.
12) 栗原正彦. 東日本大震災の被災者の口腔ケア. 難病と在宅ケア 2012；18（2）：31-35.
13) 栗原正彦. 東日本大震災の被災者の口腔ケア. 難病と在宅ケア 2012；18（2）：31-35.
14) 河野えみ子, 福井順子, 今井玲, 寺村重郎, 井野千代徳, 山下敏夫. うがい効果の検証. 口咽科 2003；15（2）：199-207.
15) 村松真澄. 看護師が考えた製品を使った水のいらない口腔ケア. http://www.oralcare-jp.org/pdf/no-water_oralcare_sanple.pdf,（2015.01.20アクセス）.
16) 小山珠美. 経口摂取をサポートするオーラルマネジメント. 月刊ナーシング 2011；31（13）：74-79.
17) 小原真理子, 監修. 演習で学ぶ災害看護. 東京：南山堂, 2010；90.
18) 小山珠美. 経口摂取をサポートするオーラルマネジメント. 月刊ナーシング 2011；31（13）：74-79.
19) 小山珠美. 経口摂取をサポートするオーラルマネジメント. 月刊ナーシング 2011；31（13）：74-79.
20) 柿木保明, 山田静子, 編. 看護に役立つ口腔乾燥と口腔ケア. 東京：医歯薬出版, 2005；12.
21) 小原真理子, 監修. 演習で学ぶ災害看護. 東京：南山堂, 2010；92.
22) 小原真理子, 監修. 演習で学ぶ災害看護. 東京：南山堂, 2010；92.
23) 神奈川県保健福祉事務所歯科医師・歯科衛生士研究会. 災害時避難所口腔ケア支援手引き. http://www.kokuhoken.or.jp/jsdh/file(2014.09.04アクセス）.

第4章1

1) 歯科保健. In：厚生労働統計協会, 編. 国民衛生の動向 2013/2014. 東京：厚生労働統計協会, 2013；127-132.
2) 植田耕一郎. 口腔機能向上マニュアル～高齢者が一生おいしく, 楽しく安全な食生活を営むために～. 改訂版. 東京：厚生労働省, 2009.
3) 飯島勝矢. 虚弱・サルコペニア予防における医科歯科連携の重要性～新概念『オーラル・フレイル』から高齢者の食力の維持・向上を目指す～. 日本補綴歯科学会誌 2015；7巻2号：92-101.

第4章2

1) 鈴木俊夫, ほか編. これからの口腔ケア. JJNスペシャル 2003；73：38.
2) 鈴木俊夫, ほか編. これからの口腔ケア. JJNスペシャル 2003；73：40-41.
3) 鈴木俊夫, ほか編. これからの口腔ケア. JJNスペシャル 2003；73：42.
4) http://ja.wikipedia.org/wiki/%E3%83%95%E3%82%A1%E3%82%A4%E3%83%AB:Digestive_system_diagram_ja.svg（イラストのみ引用改変）.
5) 鈴木俊夫, ほか編. これからの口腔ケア. JJNスペシャル 2003；73：39.
6) http://health.goo.ne.jp/medical/mame/karada/jin038.html（イラストのみ引用改変）.
7) 鈴木俊夫, ほか編. これからの口腔ケア. JJNスペシャル 2003；73：41.
8) 鈴木俊夫, ほか編. これからの口腔ケア. JJNスペシャル 2003；73：40.
9) 金子芳洋, 編, 公益社団法人日本歯科衛生士会監修. 歯科衛生士のための摂食・嚥下リハビリテーション. 東京：医歯薬出版, 2011；26, 31.

第4章3

1) 日本口腔ケア学会学術委員会, 編：口腔ケアガイド. 東京；文光堂, 2012；28-33.
2) 岸本裕充. 成果の上がる口腔ケア. 東京：医学書院, 2011；49-60.
3) 任 和子, ほか. 系統看護学講座 専門分野Ⅰ基礎看護学［3］基礎看護技術Ⅱ. 第16版. 東京：医学書院, 2013；185-192.

第4章4

1) 晴山婦美子, ほか. 看護に役立つ口腔ケアテクニック. 東京：医歯薬出版, 2008.
2) 社団法人日本補綴歯科学会. 有床義歯補綴診療のガイドライン. 2009改訂版. 2009.
3) 中垣晴男, ほか. 新 看護学生のための歯科学. 東京：医歯薬出版, 2008.
4) Frank RP, Milgrom P, Leroux BG, Hawkins NR. 有床義歯補綴診療のガイドライン No.1. Ⅳb. Treatment outcomes with Mandibular removable partial dentures. A population-based study of patient satisfaction. J Prosthet Dent 1998；80：36-45.
5) Sandberq GE, Sundberg HF, wikblad KF, 有床義歯補綴診療のガイドライン No.5. Ⅳb. A controlled study of oral self-care and self-perceived oral health in type 2 diabetic patients. Acta Odontol Scand 2001；59：28-33.
6) Campisi G, Panzarella V, Matranga D, Calvino F, Pizzo G, Lo Muzio L, et al. 有床義歯補綴診療のガイドライン No.6. Ⅳb. Risk factores of oral candidosis. A twofold approach of study by fuzzy logic and traditional statistic. Archs Oral Biol 2008；53：388-397.
7) 田邊忠輝, 虫本栄子, 田中久敏, 井上大一, 遠藤義樹, 長谷剛史, ほか. 有床義歯補綴診療のガイドライン No.19. Ⅳb. 義歯Qualityが総義歯装着者の咀嚼筋断面積の減少に及ぼす因子. 日本補綴歯科学会雑誌 1999；43：312-320.
8) Utz KH. 有床義歯補綴診療のガイドライン No.56. Ⅳa. Studies of Changes in occlusion after the insertion of complete dentures (partⅡ). J Oral Rehabil 1997；24：376-384.
9) 日本補綴歯科学会. 有床義歯補綴診療のガイドライン エビデンスレベル Ⅳa：分析疫学的研究（コホート研究）Ⅳb：分析疫学的研究（症例対照研究, 横断研究）.

第4章5

1) 都築民幸. 虐待の歯科所見 子ども虐待の臨床. In：医学的診断と対応. 東京：南山堂, 2005；77-97.
2) 松山永久. 被虐待児にみられる代表的な口腔領域の損傷. 臨床福祉ジャーナル 2013；10：10-17.
3) 新里法子. 一時保護された被虐待児童の口腔内状況について. 小児歯科学雑誌 2012；50（3）：237-242.
4) 三木仁美, 辻洋史, 濱田傑. 全身状態と口腔ケア5 高齢者. In：岸本裕充, 編著. 成果の上がる口腔ケア. 東京：医学書院, 2011；102.
5) 藤井三津江. 入院患者の療養生活の質向上を目指した口腔ケアへの取り組み. In：岐阜県立看護大学大学院看護学研究科修士論文. 2013；43-44.

第4章6

1) 馬場元毅, 鎌倉やよい, 著. 深く深く知る脳からわかる摂食・嚥下障害 東京：学研メディカル秀潤社, 2013；104.
2) 菊谷 武, 監修. 口をまもる 生命をまもる 基礎から学ぶ口腔ケア. 第2版. 東京：学研メディカル秀潤社, 2013；36.
3) 菊谷 武, 監修. 口をまもる 生命をまもる 基礎から学ぶ口腔ケア. 第2版. 東京：学研メディカル秀潤社, 2013；36.

●事務局連絡先
一般社団法人 日本口腔ケア学会　事務局
〒464-0057　愛知県名古屋市千種区法王町 2-5 G-10E
FAX. (052) 784-5202
http://www.oralcare-jp.org
E-mail：office@oralcare-jp.org

関連図からみた口腔ケア　病院から在宅まで　　　　　　　　　　　　　　　　ISBN 978-4-8160-1309-6

Ⓒ 2016. 8. 15　第1版　第1刷

編　　　集	一般社団法人 日本口腔ケア学会
発 行 者	永末英樹
印 刷 所	株式会社サンエムカラー
製 本 所	藤原製本株式会社

発行所　　株式会社　永末書店

〒602-8446　京都市上京区五辻通大宮西入五辻町 69-2
（本社）電話 075-415-7280　FAX 075-415-7290　（東京店）電話 03-3812-7180　FAX 03-3812-7181
永末書店 ホームページ　http://www.nagasueshoten.co.jp

＊内容の誤り，内容についての質問は，弊社までご連絡ください．
＊刊行後に本書に掲載している情報などの変更箇所および誤植が確認された場合，弊社ホームページにて訂正させていただきます．
＊乱丁・落丁の場合はお取り替えいたしますので，本社・商品センター(075-415-7280)までお申し出ください．

・本書の複製権・翻訳権・翻案権・上映権・譲渡権・貸与権・公衆送信権（送信可能化権を含む）は，株式会社永末書店が保有します．

JCOPY　<(社)出版者著作権管理機構　委託出版物>

本書の無断複写は著作権法上での例外を除き禁じられています．複写される場合は，そのつど事前に，(社)出版者著作権管理機構（電話 03-3513-6969，FAX 03-3513-6979，e-mail: info@jcopy.or.jp）の許諾を得てください．